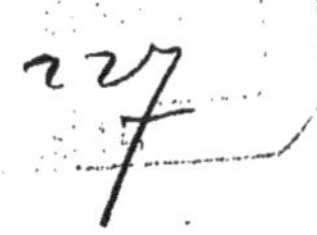

DE LA FIBRILLATION CARDIAQUE D'ORIGINE NERVEUSE

ÉTUDE EXPÉRIMENTALE ET CLINIQUE

PAR

Le Dr Michel PETZETAKIS

Ex-Assistant de physiologie à l'Université de Lyon.

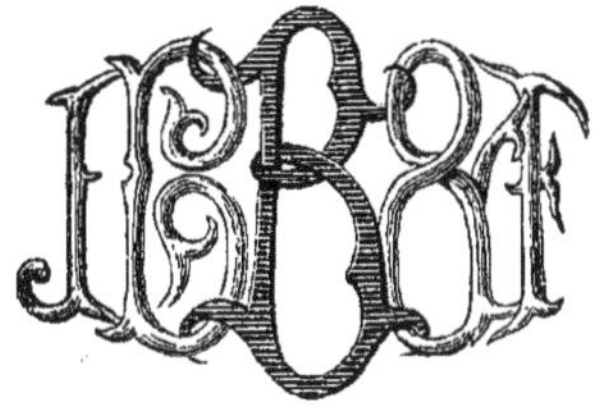

PARIS

J.-B. BAILLIÈRE ET FILS, ÉDITEURS

19, RUE HAUTEFEUILLE, 19

1916

DE LA

FIBRILLATION CARDIAQUE

D'ORIGINE NERVEUSE

ÉTUDE EXPÉRIMENTALE ET CLINIQUE

Lyon. — Imprimerie A. Rey, 4, rue Gentil. — 72219

DE LA

FIBRILLATION CARDIAQUE

D'ORIGINE NERVEUSE

ÉTUDE EXPÉRIMENTALE ET CLINIQUE

PAR

Le Dr Michel PETZETAKIS

Ex-Assistant de physiologie à l'Université de Lyon.

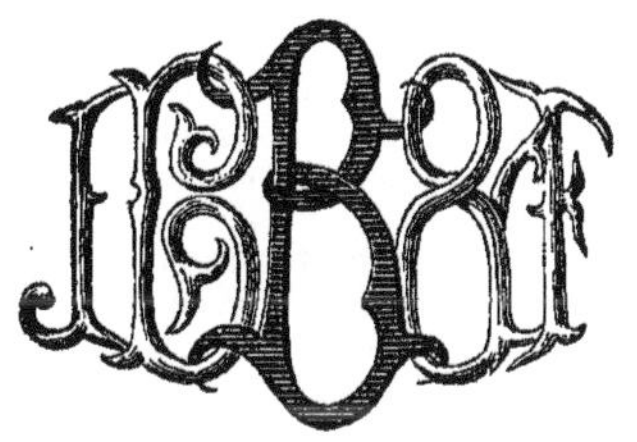

PARIS

J.-B. BAILLIÈRE ET FILS, ÉDITEURS

19, RUE HAUTEFEUILLE, 19

1916

DU MÊME AUTEUR

Contribution à l'étude de la méningite cérébro-spinale pendant l'épidémie de Grèce (1910-1911). *Sérothérapie et statistiques*, Athènes, 1911.

De l'agglutination du pneumobacille dans un cas de septicémie à bacille de Fiendlander et par les sérums d'animaux (*Lyon médical*, t. CXX, n° 14, 6 avril 1913, p. 733).

Le pouls veineux jugulaire physiologique et son interprétation (*Lyon médical*, t. CXX, n° 35, 31 août 1913, p. 329).

Un cas d'épanchement puriforme aseptique de la plèvre à éosinophiles (en collab. avec MM. Baur et Lévy) (*Arch. de Méd. expér. et d'Anatom. pathol.*, 1913, XXV, p. 581).

Sur une nouvelle épreuve dans les bradycardies, « l'épreuve de la compression oculaire » (Comm. à la Soc. de Biol., séance du 17 décembre 1913).

Automatisme ventriculaire provoqué par la compression oculaire et l'atropine dans les bradycardies totales (Comm. à la Soc. de Biol., séance du 10 janvier 1914),

L'électrocardiogramme pendant l'anesthésie générale (en collab. avec M. Cluzet) (Comm. à la Soc. méd. des hôp. de Lyon, séance du 6 janvier 1914, in *Bull. Soc. méd. des hôp. de Lyon*, n° 1, p. 25 ; in *Lyon médical*, t. CXXII, 25 janvier 1914).

Réflexe oculo-cardiaque et automatisme intermittent dans les bradycardies banales (en collab. avec MM. Gallavardin et Dufourt) (Comm. à la Soc. méd. des hôp. de Lyon, séance du 22 décembre 1913, in *Bull.*, p. 641).

Epreuve de l'atropine et automatisme ventriculaire intermittent (en collab. avec MM. Gallavardin et Dufourt) (Comm. à la Soc. méd. des hôp. de Lyon, séance du 22 décembre 1913, in *Bull.*, p. 644).

A quelle variété de bradycardie appartient la bradycardie des suites de couches? (en collab. avec M. Fabre) (Comm. à la Réun. obstétric. et gynécol. de Lyon, séance du 24 décembre 1913, in *Bull. Soc. d'Obstétr. et de Gynécol. de Paris*, décembre 1913, n° 9, p. 797).

Etude électrocardiographique expérimentale sur les principaux modes d'anesthésie générale (en collab. avec M. Cluzet) (Comm. à la Soc. de Biol., séance du 17 janvier 1914, in *Bull.*, t. LXXVI, n° 2, p. 86).

L'épreuve de la compression oculaire, de l'atropine et du nitrite d'amyle dans le diagnostic de la nature des bradycardies (*Presse médicale*, 28 février 1914, n° 17, p. 161).

Bradycardie et automatisme ventriculaire dans les bradycardies des suites de couches (en collab. avec M. Fabre) (Comm. à la Réun. obstétric. et gynécol. de Lyon, séance du 19 janvier 1914).

Les modifications du pouls veineux pendant la grossesse (en collab. avec M. Fabre) (Comm. à la Réun. obstétric. et gynécol. de Lyon, séance du 16 février 1914).

Automatisme ventriculaire spontané ou provoqué dans les bradycardies totales (en collab. avec M. Gallavardin) (*Arch. des Mal. du cœur*, n° 1, janvier 1914, p. 1).

L'abolition du réflexe oculo-cardiaque pendant l'action de l'atropinne. Ses modifications par la pilocarpine. Sa persistance pendant l'épreuve du nitrite d'amyle (Comm. à la Soc. de Biol., séance du 14 février 1914, in *C. R., LXXVI*, n° 6, p. 247).

Etude électrocardiographique expérimentale du réflexe oculo-cardiaque (e ncollab. avec M. Cluzet) (Comm. à la Soc. méd. des hôp. de Lyon, séance du 3 février 1914, in *Bull.*, n° 2, p. 150 ; *Lyon médical*, t. CXXII, n° 7, 15 février 1914, p. 374).

Persistance du réflexe oculo-cardiaque pendant l'anesthésie (Comm. à la Soc. de Biol., séance du 28 février 1914, in *C. R.*, n° 8, t. LXXVI, p. 343).

Etude expérimentale du réflexe oculo-cardiaque chez le chien (Comm. à la Soc. de Biol., séance du 14 février 1914., *C. R.*, n° 6, t. LXXVI, p. 246)

Phénomènes respiratoires et circulatoires de la compression oculaire (Comm. à la Soc. de Biol., séance du 14 février 1914, *C. R.*, t. LXXVI, p. 366).

Considérations sur un cas d'arrêt du cœur par le réflexe oculo-cardiaque (en collab. avec MM. Lesieur et Vernet) (Comm. à la Soc. méd. des hôp. de Paris, séance du 6 mars 1914, in *Bull.*, n° 9, p. 394).

Contribution à l'étude du réflexe oculo-cardiaque dans l'épilepsie. Ses variations sous l'influence d'actions médicamenteuses ou toxiques (en collab. avec MM. Lesieur et Vernet) (Comm. à la Soc. méd. des hôp. de Paris, séance du 6 mars 1914, in *Bull.*, p. 440 ; Soc. méd. des hôp. de Lyon. séance du 3 mars 1914, in *Lyon médical*, 15 mars 1914, p. 632)

Note sur l'abolition fréquente du réflexe oculo-cardiaque dans le tabes (en collab. avec M. Lesieur) (Comm. à la Soc. méd. des hôp. de Paris, séance du 6 mars 1914, in *Bull.*, p. 445 ; Soc. méd. des hôp. de Lyon, séance du 3 mars 1914, in *Lyon médical*, 15 mars 1914, p. 620).

Considérations sur les modifications des réflexes par la compression oculaire chez certains épileptiques (en collab. avec MM. Lesieur et Vernet) (Comm. à la Soc. méd. des hôp. de Paris, séance du 20 mars 1914, n° 11, p. 510) ; Soc. méd. des hôp. de Lyon, séance du 17 mars 1914, in *Lyon médical*, 29 mars 1914, n° 13, p. 721).

Glycosurie, albuminurie, polyurie provoquées par la compression oculaire chez certains épileptiques (en collab. avec MM. Lesieur et Vernet) (Comm. à la Soc. méd. des hôp. de Paris, séance du 20 mars 1914, in *Bull.*, n° 11, p. 515 ; Soc. méd. des hôp. de Lyon, 17 mars 1914, in *Lyon médical*, n° 13, p. 727).

Réflexe oculo-cardiaque et troubles de la conductibilité cardiaque (Comm. à la Soc. de Biol., séance du 14 mars 1914, t. LXXVI, p. 409).

Etude du réflexe oculo-cardiaque à l'état normal (Comm. à la Soc. méd. des hôp. de Paris, séance du 27 mars 1914, in *Bull.*, n° 12, p. 562).

Le réflexe oculo-cardiaque dans les tremblements (sénile, alcoolique, basedowien, sclérose en plaques, paralysie générale) (en collab. avec M. Lesieur) (Comm. à la Soc. méd. des hôp. de Paris, séance du 27 mars 1914, in *Bull.*, n° 12, p. 593) ; Soc. méd. des hôp. de Lyon, 24 mars 1914, in *Lyon médical*, t. CXXII, 15 avril 1914, n° 14, p. 786).

L'épreuve paradoxale de l'utropine. Son action ralentissante sur le rythme cardiaque (Comm. à la Soc. méd. des hôp. de Paris, séance du 27 mars 1914, in *Bull.*, n° 12, p. 567).

Réflexe oculo-cardiaque et maladie de Parkinson (en collab. avec M. Lesieur) (Comm. Soc. méd. des hôp. de Paris, séance du 27 mars 1914, in *Bull.*, n° 12, p. 599).

Automatisme ventriculaire provoqué à l'état normal. Manière de le mettre en évidence (Comm. à la Soc. méd. des hôp. de Paris, séance du 24 avril 1914, in *Bull.*, n° 14, p. 727).

Production du block auriculo-ventriculaire par la compression oculaire (Comm. à la Soc. méd. des hôp. de Paris, séance du 24 avril 1914, in *Bull.*, n° 14, p. 739).

Etude expérimentale sur les voies centrifuges du réflexe oculo-cardiaque (Comm. à la Soc. de Biol., séance du 25 avril 1914, in *C. R.*, p. 657).

Etude électrocardiographique du réflexe oculo-cardiaque chez le lapin (en collab. avec M. Cluzet) (Comm. à la Soc. de Biol., séance du 23 mai 1914, in *C. R.*, p. 837).

Effet paradoxal de l'atropine (Comm. à la Soc. de Biol., 1914).

De l'existence d'un réflexe oculo-respiratoire et réflexe oculo-vaso-moteur (Comm. à la Soc. méd. des hôp. de Paris, séance du 1er mai 1914, in *Bull.*, n° 13, p. 816).

Le réflexe oculo-cardiaque (*Gaz. des hôp.*, 2 mai 1914, n° 51, p. 837).

Etude sur la bradycardie des suites de couches (en collab. avec M. Fabre (*Arch. mens. d'Obstétr. et de Gynécol.*, n° 4, avril 1914, p. 353).

De l'excitation des pneumogastriques sur le rythme individuel et comparé des cavités cardiaques (en collab. avec M. Morat) (Comm. à la Soc. méd. des hôp. de Lyon, séance du 16 juin 1914, in *Lyon médical*, t. CXXII, n° 26, 28 juin 1914, p. 1487).

Production de la fibrillation des oreillettes par voie nerveuse au moyen de l'excitation des pneumogastriques (en collab. avec M. Morat) (Comm. à la Soc. de Biol., séance du 27 juin 1914, in *C. R.*, t. LXXVII, n° 23, p. 222).

Fibrillation auriculaire et ventriculaire produite par voie nerveuse (en collab. avec M. Morat) (Comm. à la Soc. de Biol., séance du 18 juillet 1914, in *C. R.*, p. 375).

De la réaction de Moriz-Weisz dans la tuberculose (Comm. à la

Soc. des hôp. d'Athènes, mars 1915, in *Progrès médical*, 1er mars 1915, nos 5 et 7, et *Arch. de Méd.*, 7 janvier 1915, p. 24).

Epanchements puriformes aseptiques de la plèvre (Comm. à la Soc. méd. des hôp. d'Athènes, séance du 6 juin 1915).

Pleurésies symptomatiques *(Progrès médical de Grèce*, 1er septembre et 1er octobre 1915).

De l'évolution du type leucocytaire vers une éosinophilie pleurale dans les épanchements puriformes aseptiques de la plèvre (Comm. à la Soc. de Biol., séance du 26 juin 1915, t. LXXVIII, n° 12, p. 350).

De l'augmentation du réflexe oculo-cardiaque dans certains états pathologiques. L'épreuve de la compression oculaire dans le diagnostic de certaines arythmies (Comm. à la Soc. méd. des hôp. d'Athènes, juillet 1915).

L'iodoréaction. Sur une nouvelle réaction urinaire pour le diagnostic de la fièvre typhoïde et le pronostic de la tuberculose (Comm. à la Soc. méd. des hôp. d'Athènes, séance du 29 avril 1915, in *Progrès médical*, n° 6, 1er juin 1916 ; comm. à l'Acad. de Méd., séance du 8 août 1916, rapport du professeur Achard, in *Bull. Acad. de Méd.*, t. LXXVI, p. 110, et *Lyon médical*, 15 août 1916, t. CXXV, n° 8, p. 309).

Vaccinothérapie antityphoïdique intraveineuse (Comm. à la Soc. de Biol., séance du 22 juillet 1916, in *C. R.*, t. LXXIX, p. 655).

Syndromes méningés au cours de la fièvre récurrente dus à l'augmentation de la pression du liquide céphalo-rachidien (Comm. à l'Acad. de Méd., séance du 10 octobre 1916, t. LXXVI, n° 40, p. 253).

Réactions pleurales parabronchitiques. Sur certaines réactions de la plèvre non tuberculeuses au cours des bronchites aiguës catarrhales. Rapports avec l'éosinophilie pleurale (Comm. à la Soc. méd. des hôp. de Paris, séance du 13 octobre 1916).

Action réflexe de la contraction utérine sur la production d'extrasystoles (en collab. avec M. Fabre) (Comm. à la Soc. de Biol., novembre 1916).

Block sino-auriculaire, auriculo-ventriculaire et extrasystoles provoqués par la compression oculaire *(Arch. des Mal. du cœur*, novembre 1916).

INTRODUCTION

Au cours de recherches tant cliniques qu'expérimentales sur les *arythmies*, nous avons eu l'occasion de nous trouver en présence du phénomène de la *fibrillation,* que nous avons étudié dans le laboratoire du professeur Morat avec sa collaboration. C'est donc les résultats de ces recherches personnelles cliniques ou expérimentales que nous avons l'intention d'exposer dans ce travail.

Le chapitre des arythmies est lui-même un chapitre, on peut dire nouveau, dans la science médicale.

Il suffit de lire le livre de Skoda, en 1864, et même encore celui de Riegel, en 1898, pour se rendre compte des progrès récemment accomplis dans cet ordre d'idées. Ceux-ci sont la suite logique des travaux mémorables de Chauveau et Marey, réalisés par l'application de la méthode graphique à l'étude des mouvements du cœur, en faisant l'inscription simultanée de ses différentes cavités. Potain, Mackenzie, transportèrent cette méthode en clinique et, par des moyens appropriés, inaugurèrent l'analyse graphique des arythmies. Entre temps, grâce aux travaux de

Waller, la clinique s'est enrichie encore d'un nouveau mode d'exploration pour l'enregistrement du courant d'action du cœur, avec le galvanomètre à corde d'Eintoven ; tous moyens qui, dérivés de l'expérimentation physiologique, ont contribué à apporter à l'étude des cardiopathies une précision qui lui manquait, et ont conduit à une classification nouvelle des arythmies, en faisant la lumière sur nombre de points obscurs.

La fibrillation du cœur fut constatée la première fois par Ludwig et Hoffa, et suscita dès lors un grand nombre de recherches. Le phénomène se caractérise par un rythme nouveau absolument différent du normal. Expérimentalement, on le produit par l'excitation directe du cœur. On peut l'observer en clinique comme forme particulière de l'arythmie. Les travaux de Hering, Cushny et surtout de Lewis, Nicolaï, ont montré les rapports qui rattachent ces observations prises sur le malade au fait expérimental découvert par les physiologistes. Ces faits, naturellement, à mesure qu'ils étaient connus, étaient examinés dans leurs rapports possibles avec les théories myogène et neurogène du rythme cardiaque et rattachés à l'une ou à l'autre, suivant les tendances des auteurs. Ils seront examinés ici, sans parti pris, mais comme l'indique le titre même de notre travail, le phénomène de la fibrillation est étudié spécialement dans sa dépendance à l'égard du système nerveux extrinsèque du cœur, telle qu'elle est démontrée par les expériences qui y sont relatées, et les tracés qui traduisent aux yeux les résultats de ces expériences.

Ces dernières ont consisté toutes en actions à distance sur le cœur, telles que lésions (dissociation, séparation) des centres bulbo-médullaires, excitations portées sur certains organes sensoriels agissant par voie réflexe, excitations et sections s'adressant aux voies de retour (pneumogastrique et grand sympathique) qui agissaient sur le rythme cardiaque. Toutes ont déterminé une altération de celui-ci, qu'on peut assimiler à la *fibrillation* et qui varie suivant les conditions de l'expérience.

Nous donnons sans hésiter le nom de fibrillation à cette forme d'arythmie consécutive à des interventions sur le système nerveux extracardiaque, nos tracés nous la montrant semblable à celle notée déjà sous ce nom et représentée graphiquement par différents auteurs. Il y a pourtant sur ce point quelques réserves à faire. Ce groupe d'arythmie peut comporter lui-même des subdivisions. Tantôt à la participation du rythme s'ajoute un défaut de synergie entre les fibres appartenant à la même cavité, c'est ce qui se voit particulièrement dans la fibrillation par excitation directe du cœur ; tantôt le désordre semble se limiter à l'accélération extrême des contractions de ces fibres qui garderaient leur synchronisme : c'est ce qu'on peut voir quelquefois, surtout dans le cas d'excitation des nerfs extrinsèques du cœur.

Il entrait dans le plan de notre étude de soumettre cette vue au contrôle de l'expérience, malgré qu'il ne paraît y avoir aucun doute.

Pour des raisons que l'on comprendra, cette vérification a du être ajournée à des temps où les travaux de ce genre seront devenus possibles.

DE LA

FIBRILLATION CARDIAQUE

D'ORIGINE NERVEUSE

ÉTUDE EXPÉRIMENTALE

CHAPITRE PREMIER

LE PHÉNOMÈNE DE LA FIBRILLATION CARDIAQUE

LA FIBRILLATION CARDIAQUE EXPÉRIMENTALE

Les moyens ordinaires employés pour sa production

Le phénomène de la fibrillation du cœur, ou autrement dit de la trémulation fibrillaire des cavités cardiaques, a été découvert, en 1849, par Ludwig et Hoffa[1] Ces auteurs en portant une excitation sur un point quelconque du muscle cardiaque, provoquaient la suppression des mouvements coordonnés des cavités cardiaques et leur remplacement par un état nouveau, par un rythme irrégulier et bien caractéristique qui consiste en la trémolation des différentes parties contractiles du cœur.

[1] Ludwig et Hoffa, *Zeitschr. für rationel Medicin.*, 1849, t. IX.

Il est difficile de donner une idée de ce phénomène, sans l'avoir vu. C'est une série de contractions faibles, irrégulières en rythme et en intensité, mais qui sont très rapides, 350 à 600 par minute ou même plus, et qui, quand on palpe cette partie en fibrillation, vous laisse l'impression d'un tremblement d'une sensation vibratoire.

François-Franck[1], en 1894, étudie mieux le phénomène de la fibrillation et, en particulier, il montre que la fibrillation des oreillettes amène un rythme rapide et irrégulier des ventricules. Enfin, L. Fredericq et F. Philips étudient en détail le mode de sa production et son mécanisme.

Le phénomène de la fibrillation peut être produit soit sur les oreillettes, soit sur les ventricules, soit enfin sur la totalité du muscle. Il y a donc à distinguer la *fibrillation auriculaire*, la *fibrillation ventriculaire* et la *fibrillation totale*.

Voici, dans nos expériences, comment nous procédons pour la production du phénomène : sur un chien à thorax ouvert chez lequel on fait la respiration artificielle, on met le cœur à nu. Les cavités cardiaques sont rattachées par le procédé de la suspension à leurs appareils inscripteurs, et leurs mouvements peuvent être tracés sur un cylindre. On applique alors les électrodes reliés à la bobine secondaire du chariot de du Bois Reymond sur une partie des ventricules. La masse alors des deux ventricules se met à fibriller.

Si, au contraire, on veut produire la fibrillation des

[1] François Franck, *Cliniques médicales de la Charité*, 1894.

oreillettes, on applique les électrodes excitatrices sur une partie de l'oreillette droite, l'auricule de préférence, ou sur une autre partie près du sinus veineux,

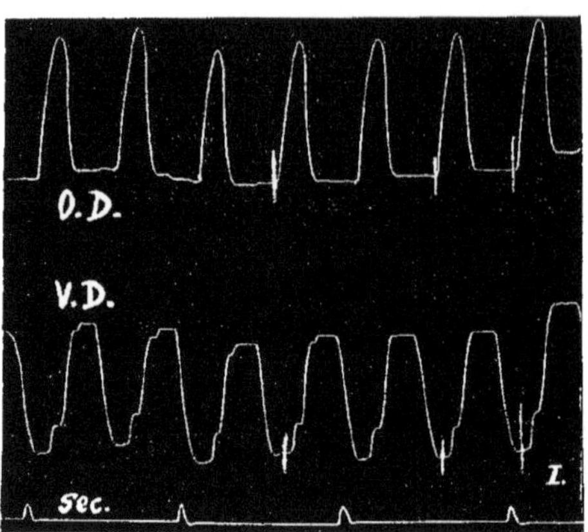

Fig. 1. — *Procédé employé pour l'inscription graphique des mouvements du cœur dans nos expériences.*

Chien de 6 kilogrammes. Après anesthésie, on fait la trachéotomie pour établir la *respiration artificielle. On procède ensuite à l'ouverture du thorax* et on met à nu le cœur après incision du péricarde. Les différentes cavités cardiaques sont munies des fins crochets qui les rattachent par des fils à un double système de tambours conjugués, qui inscrivent sur un cylindre enregistreur les mouvements ainsi communiqués.

Sur ce tracé, on voit sur la ligne supérieure l'inscription des mouvements de l'oreillette droite (O. D.), tandis que la ligne inférieure marque les mouvements du ventricule droit (V. D.). Les repères indiquent les rapports chronologiques réciproques des systoles auriculaires et ventriculaires.

Le présent graphique est destiné à montrer la façon dont on a pu recueillir la plus grande partie des tracés qui figurent dans ce travail. Le temps est marqué en bas par un métronome en secondes. (Exp. Pers.)

autant que possible loin du ventricule. Sur le tracé ci-après (fig. 2), on peut voir la fibrillation auriculaire que nous avons produite par la faradisation directe de l'auricule droite chez un chien. Sur ce tracé, on se rend compte que la durée de l'excitation est de trois secondes environ.

Après cessation de la faradisation, les oreillettes reprennent leur rythme cinq secondes après. En effet, la durée de la fibrillation dépend, d'une part, de l'intensité du courant, et, d'autre part, de la durée de l'excitation de la paroi auriculaire; c'est ainsi que tantôt elle disparaît dès qu'on cesse l'excitation, tantôt elle persiste quelque temps après, variable suivant les circonstances expérimentales. Le rythme auriculaire normal est remplacé en pareil cas par une série de mouvements irréguliers et rapides, d'une fréquence variable suivant les cas, 450 à 500 par minute.

Le rythme ventriculaire, pendant la fibrillation auriculaire, comme on peut voir sur nos tracés, devient irrégulier aussitôt que la fibrillation commence, pour devenir de nouveau normal après la reprise du rythme régulier des oreillettes : c'est le *rythme affolé des ventricules* (Fredericq).

Le rythme auriculaire, par contre, pendant la fibrillation des ventricules, est influencé aussi, quoique bien moins. Pour Philips, on n'observe qu'une simple accélération du rythme auriculaire. Dans nos expériences, nous avons noté également une accélération des battements auriculaires, mais en plus nous avons constaté que le rythme, diminue d'intensité, devient irrégulier, sans atteindre pourtant jamais le rythme affolé des ventricules consécutif à la fibrillation des oreillettes. Il est évident que la fibrillation des ventricules durant pendant un certain temps, la circu-

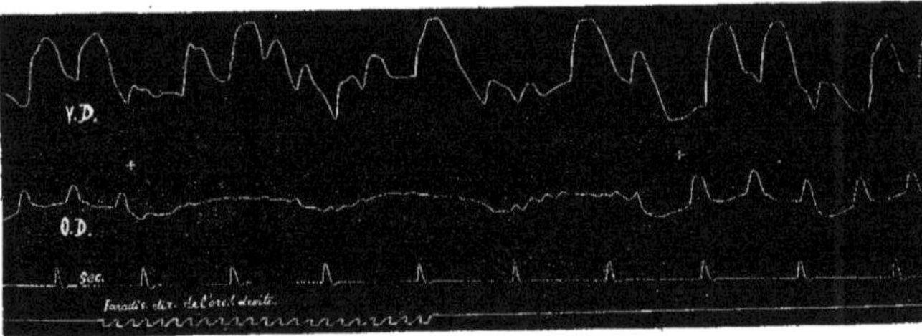

Fig. 2. — *Fibrillation auriculaire produite par excitation directe du cœur.*

Inscription simultanée des mouvements du ventricule droit et de l'oreillette droite. Temps marqué en secondes. La faradisation directe de l'oreillette droite (auricule) a pour effet le remplacement des contractions régulières de l'oreillette par une série des ondulations de faible amplitude, rapides et irrégulières : c'est la *production expérimentale de la fibrillation des oreillettes* par l'excitation de la paroi auriculaire, à l'aide d'un courant faradique induit appliqué directement sur un point quelconque de l'oreillette.

La fréquence des mouvements fibrillaires de l'oreillette est nettement inscrite et on peut se rendre compte facilement qu'ils sont au nombre de 450 à 500 environ par seconde. La durée de la faradisation est de trois secondes et demie environ. La fibrillation s'installe presque en même temps (marqué entre lès deux croix), et sa durée est de cinq secondes environ. Le rythme, dans la suite, reprend régulier, aprés une petite pause. Sur ce tracé, on peut voir aussi les modifications du rythme ventriculaire pendant la fibrillation auriculaire. Régulier avant, il devient irrégulier et rapide, pendant toute la durée du phénomène en question, c'est l'*affolement ventriculaire* consécutif à la fibrillation de l'oreillette. (Exp. Pers.)

lation s'arrête dans le muscle cardiaque, à cause de l'impossibilité de la pénétration du sang dans l'aorte, et l'oreillette meurt dans la suite par défaut d'apport d'éléments nutritifs.

Influence de l'excitation du vague sur la fibrillation.

Il est intéressant de signaler ici le rôle du pneumogastrique sur la fibrillation auriculaire :

Fredericq et Philips ont montré qu'après excitation du vague, il y a inhibition de la fibrillation auriculaire. Ce fait est contesté par Kronecker. Pour notre part, nous n'avons pas vu dans la fibrillation par faradisation de l'oreillette, la disparition complète, pour ainsi dire, de la fibrillation, mais simplement une diminution de l'amplitude des contractions auriculaires et un grand affaiblissement de la fibrillation, avec persistance toujours de quelques mouvements.

Kronecker et Spalitta, d'autre part, ont montré que si l'on excite le pneumogastrique par des courants forts, pendant la fibrillation auriculaire, le ventricule se ralentit et finalement s'arrête. Ce fait, observé par Philips, Fredericq, Lewis, nous l'avons aussi constaté dans nos expériences avec des courants forts. En plus, nous avons observé dans quelques expériences que la compression oculaire, faite pendant la fibrillation auriculaire, influençait le rythme ventriculaire, qui se ralentissait légèrement.

L'excitation du pneumogastrique, pendant la fibrillation ventriculaire, reste sans effet, en général, sur la fibrillation.

Philips a observé que la fibrillation est inhibée localement, tant pour les ventricules que pour les oreillettes, par application directe du courant électrique tétanisant. Ce fait est également contesté par Kronecker.

Influence de l'excitation des accélérateurs. Action régulatrice et accélératrice sur le rythme affolé des ventricules.

Nous avons examiné, dans nos expériences, l'influence de l'excitation du sympathique sur la fibrillation auriculaire et l'arythmie ventriculaire. En général, les courants de faible ou moyenne intensité restent sans effet. Cependant, si on se sert des courants de forte intensité, on voit le rythme ventriculaire s'accélérer progressivement et devenir régulier (voir fig. 3). Il est donc hors de doute que, pendant la fibrillation auriculaire, l'excitation des accérateurs peut agir sur le rythme ventriculaire. Signalons que, dans une expérience, nous avons vu la fibrillation auriculaire disparaître, à la suite de l'excitation du sympathique droit.

Enfin, l'*injection d'atropine* peut influencer la fibrillation et la faire disparaître. Cet effet n'est pas obtenu toujours. Pour Rothenberg et Winterberg, cette action se montre surtout au début de la fibrillation. Mais, en tout cas, l'atropine agit sur le rythme ventriculaire, malgré la persistance de la fibrillation auriculaire. Nous devons signaler aussi qu'après injection d'atropine, la fibrillation ne se manifeste plus par la faradisation directe de l'oreillette, vingt-cinq à trente minutes après, c'est-à-dire au maximum de l'action de ce poison, ou en tout cas elle s'obtient très difficilement. En pareil cas, la fibrillation dure tant que le courant est appliqué et ne persiste jamais après.

La fibrillation que nous venons de décrire est produite par l'excitation électrique, qui est le moyen ordinaire employé. Mais il y a d'autres moyens dont en peut se servir aussi ; c'est ainsi que nous pouvons décrire, suivant la nature de l'excitant :

1° *La fibrillation par excitation électrique ;*
2° *La fibrillation par excitation mécanique ;*
3° *La fibrillation par excitation thermique ;*
4° *La fibrillation par excitation toxique ;*
5° *La fibrillation par excitation asphyxique.*

La fibrillation électrique, telle que nous venons de la voir, est produite par des courants indirects à partir d'une certaine intensité. Le rythme auriculaire normal reprend quelque temps après la fin de l'excitation, dans le cas de fibrillation auriculaire, qui est d'ailleurs la fibrillation qui intéresse le plus, car la fibrillation ventriculaire entraîne le plus souvent la mort de l'organe.

La fibrillation qui reconnaît comme cause une excitation mécanique est aussi facilement produite ; il faut seulement que l'excitation ait une certaine intensité, c'est ainsi qu'en pinçant, pendant quelques secondes, la paroi auriculaire entre les mors d'une pince, on peut avoir une fibrillation auriculaire bien nette et d'une certaine durée. Pendant la fibrillation mécanique, les battements ventriculaires sont également désordonnés et affolés, comme dans le cas de

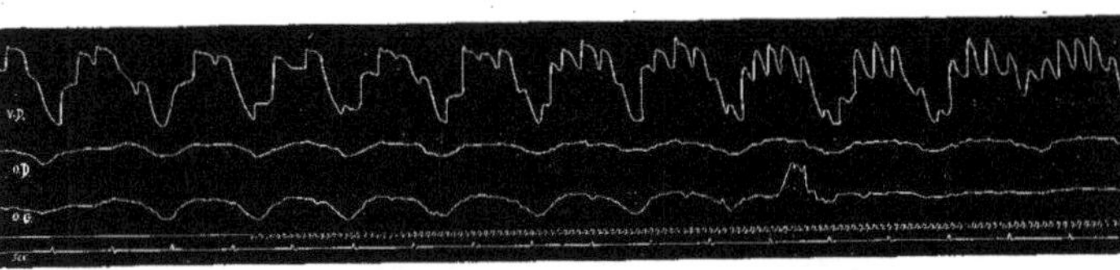

Fig. 3. — *Influence de l'excitation des accélérateurs sur l'arythmie ventriculaire consécutive à la fibrillation par faradisation directe des oreillettes.*

Inscription simultanée des mouvements du ventricule droit (V. D.), oreillette droite (O. D.), et de l'oreillette gauche (O. G.). Sur la quatrième ligne est marquée l'excitation des accélérateurs. Temps marqué en secondes (tracé réduit). — On voit l'arythmie ventriculaire consécutive à la fibrillation des cavités auriculaires. Le sympathique droit est préparé au cou et on l'excite un peu en *amont du ganglion premier thoracique*, avec un courant faradique de moyenne intensité. Après un temps de latence de deux secondes environ, le rythme ventriculaire commence non seulement à s'accélérer, mais, comme on peut le voir vers la fin du tracé, il devient en même temps régulier. *Il y a là une influence vraiment régulatrice et accélératrice.* Cet effet persiste quelque temps encore après l'excitation. L'excitation des accélérateurs dans cette expérience reste sans influence sur la fibrillation. L'effet de l'excitation des accélérateurs se manifeste par une petite augmentation de l'amplitude des trémulations auriculaires qui deviennent ainsi plus apparentes. (Exp. Pers.)

fibrillation électrique. Ici, on doit faire rentrer aussi la fibrillation qui peut se produire à la suite des manipulations opératoires sur le cœur, ou du *massage* du cœur. La fibrillation aussi décrite par Wenckebach, dans différentes lésions valvulaires, accompagnées de la distension des cavités cardiaques, serait probablement, dans un certain nombre de cas, une fibrillation par excitation mécanique.

La fibrillation thermique est plus difficile à mettre en évidence. Elle a été signalée par Langendorff en 1895. Le phénomène peut être observé sur le cœur isolé du lapin, en faisant varier la température de la solution nutritive. Non seulement la chaleur, mais le froid aussi, pourrait faire apparaître la fibrillation (Kronecker).

La fibrillation toxique paraît avoir été vue pour la première fois par François Franck dans ses expériences sur les digitalines ; cet auteur décrit différents troubles arythmiques des oreillettes qui, comme on peut s'en rendre compte sur les tracés, ne sont autre chose que de la fibrillation. En effet, François Franck a vu que la digitaline et la strophantine provoquent chez le chien des trémulations fibrillaires. Depuis, différents auteurs ont décrit des fibrillations toxiques siegeant au niveau des oreillettes ou des ventricules. Mais les faits de fibrillation toxique, exclusivement siégeant aux oreillettes, sont très rares.

Clerc et Pezzi ont observé, dans quelques cas, la fibrillation auriculaire, après injection intraveineuse de un dixième de 0 gr. 001 de nicotine par kilogramme chez le chien. Ces fibrillations, d'une durée de deux à trois minutes, s'accompagnaient d'affolement ventriculaire et elles pouvaient réapparaître d'une façon constante, toutes les fois qu'après un certain intervalle de temps on répétait l'injection. Le phénomène de la fibrillation succédait à une phase d'arrêt de l'oreillette, accompagné de ralentissement ventriculaire. Winterberg a observé aussi un cas de fibrillation typique auriculaire, après injection de 0 gr. 002 de physostigmine. Dans ce cas, la fibrillation était d'une durée de trois quarts d'heure, pour disparaître à la suite d'injection d'atropine.

Clerc et Pozzi, d'autre part, ont vu des trémulations fibrillaires du cœur sous l'influence des métaux alcalino-terreux chez des chiens chloralosés (0 gr. 10 par kilogramme), par l'injection intraveineuse des solutions à 1 pour 10 de chlorure de baryum, calcium, magnésium et strontium. Leurs résultats sont les suivants : les doses de 0 gr. 02 de chlorure de baryum, de 0 gr. 10 de chlorure de calcium et de 0 gr. 08 de chlorure de magnésium par kilogramme, ont provoqué l'arrêt du cœur en trémulations fibrillaires. Les battemenis rythmiques cessent immédiatement après l'injection et on aperçoit alors, à travers le péricarde, un léger frémissement qui agite la masse ventriculaire. Avec le $MgCl^2$, la fibrillation est exclusivement ventriculaire, tandis qu'avec le $CaCl^2$ et $BaCl^2$, elle est ventriculaire et auriculaire. Dans ces expériences, la fibrillation se greffe tantôt sur la phase systolique, tantôt sur la phase diastolique, suivant le sel considéré. D'autres substances, la digitale comme nous avons vu (le chloral même exceptionnellement), la pilocarpine (Busquet, expériences personnelles), et le chloroforme, peuvent produire le phénomène de la fibrillation.

La pilocarpine en particulier mérite une mention spéciale. On peut distinguer : 1° une action directe de la pilocarpine sur la production de la fibrillation et 2° une action favorisante de ce poison sur la production de la fibrillation.

1° *Fibrillation pilocarpinique spontanée.* — Sa constatation après injection intraveineuse chez le chien est rare. A côté d'une série de troubles du rythme comparé du cœur (dissociation, brachycardie), sur lesquels nous n'insisterons pas ici, nous avons observé quelques cas de fibrillation dans les conditions suivantes : dans une expérience après injection de 0 gr. 01 de nitrate de pilocarpine, nous avons vu, une minute environ après, alors que le rythme était déjà ralenti, des contractions fibrillaires de l'oreillette, qui ont persisté pendant trois secondes. Le rythme ventriculaire, pendant cette courte fibrillation auriculaire (voir fig. 4) devient plus lent ; on constate une pause ventriculaire, puis le cœur reprit de nouveau avec un rythme lent.

Dans un autre cas, après injection intraveineuse de 0 gr. 02 de pilocarpine, le ventricule s'est arrêté quinze secondes après en diastole, en même temps que l'oreillette montrait une fibrillation très nette. Le rythme ventriculaire a repris très lent six secondes après, alors que l'oreillette continuait à fibriller. La durée totale de la fibrillation a été de douze secondes,

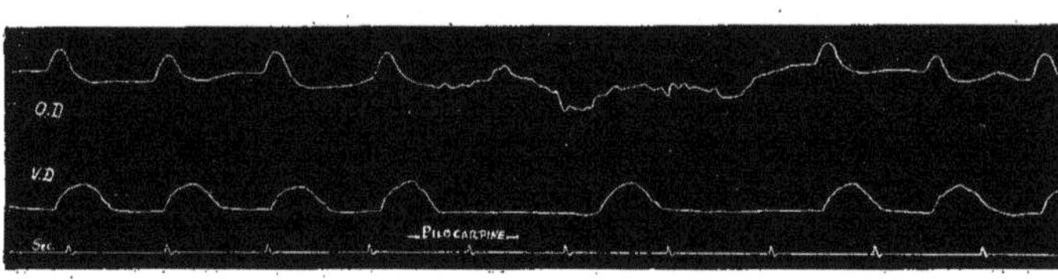

Fig. 4. — *Fibrillation auriculaire spontanée, après injection de pilocarpine.*

O. D., oreillette droite; V. D., ventricule droit. Temps marqué en secondes. Chien de 10 kilogrammes. Injection intraveineuse de pilocarpine à la dose de 0 gr. 01. On voit sur le graphique le ralentissement total des battements cardiaques. La fréquence est de 55 à 60 environ par minute. La fibrillation auriculaire est visible sur le tracé de l'oreillette. Elle est d'une durée de trois secondes, puis le rythme reprend.

Pendant la fibrillation auriculaire, le rythme ventriculaire se ralentit davantage et présente un arrêt, comme si, en ce moment, on avait excité le vague. C'est qu'en effet la fibrillation auriculaire, soit dans ce cas rare de fibrillation spontanée, soit dans le cas de fibrillation par excitation directe de l'oreillette pendant l'intoxication pilocarpinique, est toujours suivie d'un rythme ventriculaire lent (Exp. Pers.)

puis l'oreillette reprit son rythme. Dans la suite, on constate une dissociation auriculo-ventriculaire.

Enfin, dans une troisième expérience, on fait une injection intraveineuse de 0 gr. 08 de pilocarpine ; aussitôt après une extrasystole ventriculaire. Le ventricule s'arrête, puis tout d'un coup il commence à fibriller (v. fig. 5) pendant cinq secondes environ ; on note une contraction ventriculaire et un petit arrêt, puis s'installe une fibrillation ventriculaire définitive. Il en est de même du rythme auriculaire qui, ralenti d'abord, commence à fibriller aussitôt après le ventricule ; on note une contraction et un arrêt de trois secondes, puis finalement fibrille jusqu'à la mort définitive de l'organe.

Des phénomènes analogues ont été observés dans un cas par Busquet.

Ces constatations d'origine toxique sont évidemment rares, comme il en est des cas isolés obtenus par la physostigmine ou la nicotine (Clerc et Pezzi). Il est bien probable que ces phénomènes sont sous la dépendance de l'excitation, en grande partie du système nerveux extrinsèque du cœur, ce qui s'accorde avec l'action connue excitatrice de ces poisons de préférence sur l'appareil cardio-inhibiteur.

2° *Action favorisante de la pilocarpine sur la production de la fibrillation par excitation directe. Fibrillation auriculaire avec bradycardie ventriculaire.* — Il est facile de se rendre compte que chez un chien qui a reçu une injection intraveineuse de pilocarpine, la faradisation de la paroi auriculaire donne lieu très facilement à une fibrillation qui est de

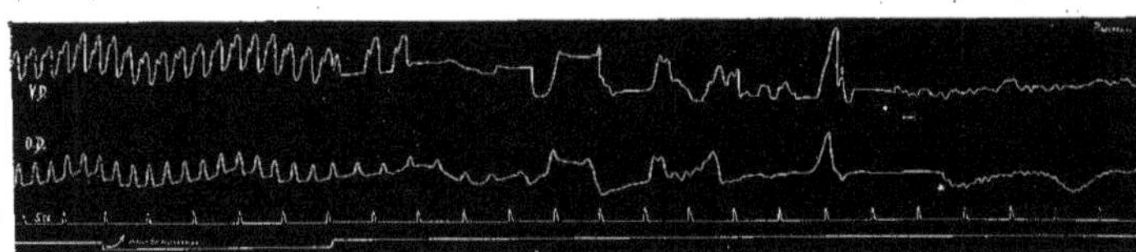

Fig. 5. — *Fibrillation ventriculaire et auriculaire, après injection de pilocarpine.*

V. D., ventricule droit; O. D., oreillette droite. Temps marqué en secondes. Chien, 8 kilogrammes. Injection intraveineuse de o gr. o8 de pilocarpine. On voit sur la ligne tout à fait inférieure (par un trait descendant) l'injection de la pilocarpine. Sur le tracé du ventricule, on voit aussitôt après l'injection une extrasystole ventriculaire, puis deux contractions ralenties; enfin l'arrêt en diastole pendant quatre à cinq secondes, qui est suivi d'une fibrillation ventriculaire d'une durée de trois secondes. Après une petite pause, on voit une contraction ventriculaire (marquée par une croix), suivie d'une petite pause, et, finalement, la fibrillation s'installe d'une façon définitive.

Le rythme auriculaire suit de bien près le rythme ventriculaire. Ralenti au début, se met à fibriller en même temps que le ventricule, puis on constate une contraction auriculaire qui est suivie d'une pause de deux secondes, qui fait suite à la fibrillation. A remarquer que, dans ce cas, la fibrillation ventriculaire précède toujours la fibrillation des oreillettes (tracé réduit). (Exp. Pers.)

plus longue durée que dans les conditions normales, et qui est caractérisée par le fait qu'elle s'accompagne d'un rythme ventriculaire qui n'est plus rapide, mais au contraire lent et plus ou moins irrégulier. Il y a là une action favorisante de la pilocarpine pour la production de la fibrillation par excitation directe[1].

Voici les résultats que nous avons eu chez trois chiens qui ont reçu dans la veine saphène 0 gr. 01 de nitrate de pilocarpine. On sait qu'après cette dose de pilocarpine il y a ralentissement du rythme cardiaque. Voilà tout d'abord nos résultats au point de vue de la durée de la fibrillation :

CHIEN n° 1. — Les courants employés sont de la même intensité.

	DURÉE DE LA FIBRILLATION	
	Avant la pilocarpine.	Après la pilocarpine.
CHIEN n° 1		
Faradisat. de l'oreillette de 2 secondes.	3 secondes	7 secondes
Faradisat. de 3 secondes.	5 secondes	12 secondes
Faradisat. de 5 secondes.	8 secondes	16 secondes
CHIEN n° 2		
Faradisat. auriculaire de 3 secondes.	3 secondes	8 secondes
Faradisat. de 6 secondes.	10 secondes	20 secondes
Faradisat. de 8 secondes.	15 secondes	55 secondes
CHIEN n° 3		
Faradisat. auriculaire de 1 seconde.	1 seconde et demie	5 secondes
Faradisat. de 2 secondes.	3 secondes	10 secondes
Faradisat. de 3 secondes.	6 secondes	20 secondes
Faradisat. de 5 secondes.	9 secondes	32 secondes

[1] Cette action favorisante s'étend aussi sur la production de la

La liste qui suit montre la fréquence du rythme ventriculaire pendant la fibrillation auriculaire.

	RYTHME VENTRICULAIRE		
	Devant la pilocarpine	Après la pilocarpine	Pendant la fibrillat. auriculaire
Chien n° 1	115	97	62 environ
Chien n° 2	104	55	35 enviaon
Chien n° 3	98	50	41 environ

Il est donc certain que, d'une part, la durée de la fibrillation après injection de pilocarpine s'allonge et d'autre part, qu'à la suite de cette fibrillation, le rythme ventriculaire, tout en devenant arythmique devient lent au lieu de s'accélérer comme cela arrive dans les conditions ordinaires. Busquet, qui a étudié cette particularité, donne les chiffres suivants qui se rapprochent des nôtres :

NOMBRE DES BATTEMENTS VENTRICULAIRES		
Avant la pilocarpine	Après la pilocarpine	Pendant la fibrillation auriculaire
120	70	41
111	89	50
102	32	25
96	60	33
91	35	24
84	41	27
83	83	35

fibrillation par voie réflexe. Nous en avons constaté un exemple chez l'homme après injection de pilocarpine et nous avons pu provoquer dans ces conditions la fibrillation auriculaire par la compression oculaire (voir fig. 29).

Des phénomènes analogues ont été déjà observés comme il a été dit par Winterberg, avec d'autres poisons, physostigmine, muscarine, nicotine, etc. excitants de l'appareil cardio-inhibiteur.

Donc l'affollement ventriculaire de Fredericq, dû à la fibrillation auriculaire, ne se constate pas toujours.

En dehors de ces circonstances Busquet[1] a récemment montré que sur certains cœurs de lapins affaiblis, la fibrillation auriculaire peut entraîner non seulement la bradycardie ventriculaire mais l'arrêt des ventricules en diastole, absolument comme dans le cas de l'excitation vagale. Après reprise du rythme auriculaire, le rythme ventriculaire se rétablit de nouveau. Sur le cœur *in situ* on peut voir ce phénomène de la facon suivante : on affaiblit le cœur par une saignée presque complète de l'animal. Si après cette opération on provoque par la faradisation la fibrillation auriculaire, les ventricules s'arrêtent en diastole. Ce phénomène peut s'observer aussi après injection préalable d'atropine. Il peut se voir également sur un cœur isolé de l'animal, en profitant de deux ou trois minutes de survie pour mettre les oreillettes en fibrillation; on observe alors l'arrêt ventriculaire. Enfin le même phénomène peut être observé sur un cœur de lapin isolé et soumis à une circulation coronaire par le liquide de Ringer-Lock, après un temps variable, lorsque la perméabilité coronaire a diminué et que le cœur a été de cette façon affaibli.

[1] Busquet, *Réunion biologique de Nancy*, 15 avril 1913.

LA FIBRILLATION CHLOROFORMIQUE
SES RAPPORTS AVEC LA SYNCOPE CHLOROFORMIQUE

J'ai étudié, avec le professeur Cluzet, l'influence des anesthésiques[1] sur le rythme du cœur et en particulier l'influence du chloroforme, à l'aide de la méthode électrocardiographique. Nous avons indiqué les dangers que présente le chloroforme et les troubles intéressants du rythme cardiaque, qui sont produits de cette façon.

Depuis, j'ai continué des expériences avec le chloroforme, sur le chien. Les animaux étaient soumis à la respiration artificielle et le thorax ouvert. Par un système approprié, les vapeurs du chloroforme étaient insufflées.

Voici ce que j'ai pu observer : dans 1 cas j'ai vu la fibrillation auriculaire se manifester dans les premières secondes de la chloroformation. Le rythme ventriculaire était rapide et irrégulier. La fibrillation dura pendant douze secondes environ, puis le rythme auriculaire se rétablit de nouveau. Dans une autre expérience la fibrillation auriculaire se manifesta dix minutes après la narcose ; elle durait depuis trois minutes lorsqu'une injection de 0 gr. 002 d'atropine dans la jugulaire fit disparaître la fibrillation. Enfin,

[1] Cluzet et Petzetakis. Etude électrocardiographique sur les principaux modes d'anesthésie générale (*Soc. Méd. des Hôp. de Lyon*, 6 janv. 1914 ; *Lyon Médic.*, 25 janvier 1914). Dans une deuxième série d'expériences (non publiées) nous avons observé des phénomènes de fibrillation soit auriculaire, soit ventriculaire.

pendant la narcose profonde, j'ai vu la fibrillation auriculaire s'installer (2 cas) après une période de dissociation partielle, avec rythme ventriculaire et baisse considérable de la pression sanguine, puis la fibrillation ventriculaire définitive.

Dans un autre cas, la fibrillation ventriculaire était survenue après une période de dissociation auriculo-ventriculaire. Ces faits ne se produisaient plus après section des vagues, au moins dans quelques expériences que nous avons réalisées dans ce but. Ces constatations expérimentales sont d'un grand intérêt pratique car ils montrent, d'une part, les dangers que présente le chloroforme, et, d'autre part, nous renseignent sur un mécanisme possible de la syncope chloroformique, qui souvent ne serait pas dû simplement à un arrêt du cœur, mais à la fibrillation ventriculaire, ce qui explique aussi dans ces cas, l'inefficacité des moyens employés (respiration artificielle, excitation électrique ou même massage du cœur).

En effet, chez le chien, nous avons remarqué qu'en cas de simple arrêt, la respiration artificielle avec suspension du chloroforme, l'excitation ou le massage du cœur, ou même les tractions rythmées de la langue étaient suffisantes pour faire réapparaître les battements du cœur. Par contre, dans le cas de fibrillation ventriculaire, aucun de ces moyens ne réussissait [1].

[1] Bon nombre de syncopes chloroformiques seraient dues à la production de la fibrillation ventriculaire d'ordre réflexe, surtout au début de l'anesthésie, ou même en pleine narcose. On a l'habitude de faire une injection d'atropine presque en même temps

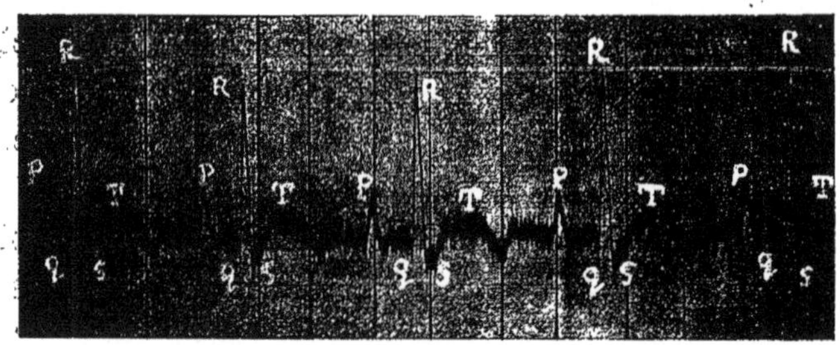

Fig. 6. — *Electrocardiogramme normal du chien.*

L'animal est immobilisé par un dispositif approprié. La dérivation est oblique. La patte antérieure droite et la patte postérieure gauche plongent dans les électrodes impolarisables. C'est de cette façon que nous avons obtenu nos électrocardiogrammes.

On voit les soulèvements et dépressions P, Q, R, S, T. Le soulèvement P est dû à la contraction auriculaire. R et T sont des soulèvements en rapport avec la contraction de la masse ventriculaire. Les traits verticaux marquent le temps en cinquièmes de seconde. (Cluzet et Petzetakis.)

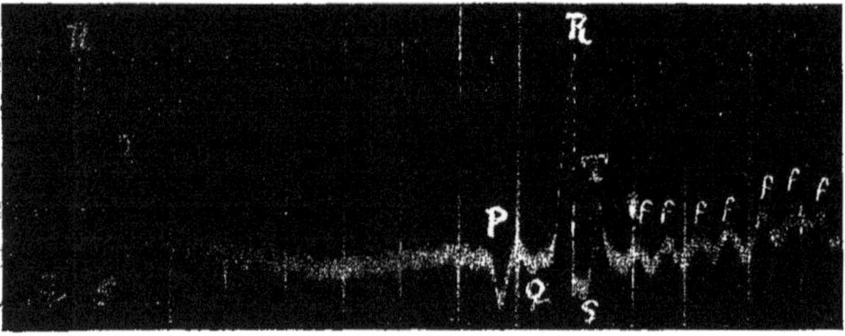

Fig. 7. — *Fibrillation auriculaire pendant la narcose profonde au chloroforme.*

Électrocardiogramme recueilli chez le même chien que celui de la figure 6, après une narcose prolongée au chloroforme. On s'aperçoit du ralentissement du rythme et des modifications de la variation P, qui devient diphasique ou négative. Vers la fin du tracé, l'oreillette commence à fibriller. On y voit des petits soulèvements marqués par la lettre *f*. La fréquence de ces mouvements fibrillaires est au nombre de 600 environ par minute. Le rythme ventriculaire reste très lent pendant la fibrillation auriculaire. Les traits verticaux marquent le temps en cinquièmes de seconde. (Cluzet et Petzetakis.)

M. d'Alluin, qui a fait une étude sur le massage du cœur, pense qu'une des causes principales d'insuccès du massage pendant l'arrêt du cœur est la production justement des trémulations fibrillaires, engendrées par le massage lui-même.

C'est ainsi que, sur 33 observations, on compte 22 insuccès, dont 16 dus aux trémulations fibrillaires. Cet auteur, se basant sur la constatation d'Hering que le KCl arrête les trémulations fibrillaires, sans empêcher la reprise des battements rythmiques, conseille, en cas de fibrillation ventriculaire, le massage du cœur associé d'une injection de KCl (1 à 2 grammes) et de sérum artificiel contenant des sels de Ca. Par ce procédé, la moyenne de ces reviviscences totales, qui n'était que de 33 pour 100, s'éleva à 75 pour 100.

MM. Pachon et Busquet ont observé chez le cobaye des trémulations fibrillaires sous l'influence du chloroforme. Dans ces expériences, l'insufflation d'air chargé de vapeur de chloroforme, dans le poumon du cobaye soumis à la respiration artificielle, provoque des trémulations fibrillaires dans le cœur de cet animal. La fibrillation apparaît rapidement après une

qu'on commence à donner le chloroforme. D'après ce que nous avons vu dans nos expériences sur l'atropine (voir plus loin : Action favorisante de l'atropine sur la fibrillation), cette substance, dans les premières minutes qui suivent son injection, paraît augmenter l'excitabilité des éléments cardiomodérateurs du vague. Ce n'est que vers la vingtième ou trentième minute (injection sous-cutanée) que le vague est paralysé. Nous croyons donc que l'emploi de cette substance pendant la narcose chloroformique est indiquée, à condition qu'elle soit faite vingt minutes environ avant l'administration de l'anesthésique.

période d'accélération préalable. Elle est limitée aux ventricules et il n'y a pas rétablissement du rythme normal. La durée de la fibrillation varie de cinq à dix-sept minutes. Ce mode rationnel particulier du cobaye au chloroforme paraît spécial à cet anesthésique.

William a vu également des phénomènes de fibrillation ventriculaire par le chloroforme chez le chien.

Embley a vu chez le chat la fibrillation ventriculaire se manifester au début de la chloroformisation, tandis que chez le chien elle s'est manifestée à sa période terminale. Dans aucun des cas observés par lui, le massage du cœur n'a pu ramener l'animal à la vie. Cependant, le retour du rythme normal peut s'observer exceptionnellement, lorsque la fibrillation ventriculaire a été très courte et qu'elle n'a pas été étendue à tout le ventricule.

LA FIBRILLATION ASPHYXIQUE

L'asphyxie, par elle-même, peut donner lieu à des différents troubles du rythme cardiaque pour l'analyse desquels je n'ai pas l'intention de m'occuper ici. Je signalerai seulement que nous avons observé dans nos expériences différentes phases qu'on pourrait classer rapidement ainsi :

1° Phase de simple ralentissement ;

2° Phase de troubles de la conductibilité se jugeant par l'allongement de l'intervalle O-V ;

3° Phase de rythme auriculo-ventriculaire alternant avec ;

4° Dissociation auriculo-ventriculaire incomplète ou même complète ;

5° Enfin, phase finale de fibrillation.

Nous n'insisterons ici que sur le point que l'asphyxie par elle-même peut, à un moment donné, donner lieu à la fibrillation cardiaque et, en second lieu, nous tenons à indiquer l'action favorisante de l'état asphyxique sur la production faradique ou mécanique de la fibrillation auriculaire ou ventriculaire.

a) Action favorisante de l'asphyxie sur la fibrillation.

Si, sur un chien à thorax ouvert, on suspend la respiration artificielle, on peut provoquer un état asphyxique à volonté. On peut se rendre compte alors que déjà une minute après l'asphyxie, on obtient très facilement la fibrillation par la faradisation directe et surtout sa persistance.

C'est ainsi que sur deux chiens, chez lesquels on avait produit la fibrillation avant l'asphyxie et avec un courant de la même intensité, nous nous sommes rendu compte de ce phénomène.

DURÉE D'EXCITATION avec un courant de la même intensité	DURÉE DE LA FIBRILLATION AURICULAIRE		
	Avant	Après l'asphyxie	Faradisation de l'oreillette
CHIEN n° 1 :			
2 secondes	2 sec. 1/2	6 secondes	1 minute après l'asphyyie.
3 secondes	4 secondes	10 secondes	2 min. 1/2 apr. l'asphyxie.
CHIEN n° 2 :			
1 seconde	2 secondes	4 secondes	1 min. 1/2 apr. l'asphyxie.
4 secondes	6 secondes	13 secon es	3 minutes apr. l'asphyxie.

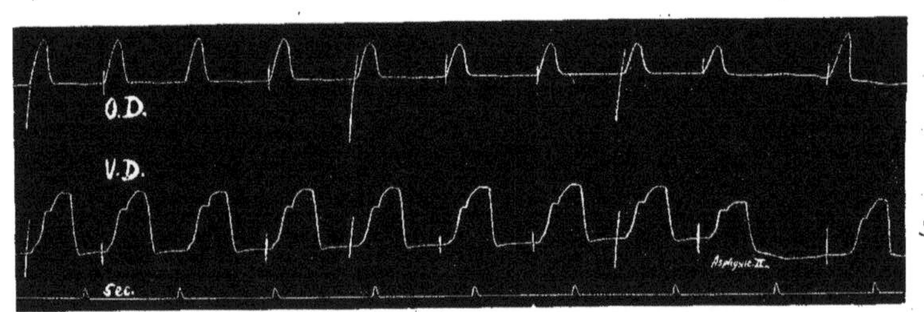

Fig. 8. — *Influence de l'asphyxie sur le rythme cardiaque.*

L'asphyxie a commencé depuis un certain temps. Le rythme commence à se ralentir. (A comparer avec le tracé de la figure 1, qui provient du même sujet avant l'asphyxie.) En même temps, on voit des légers troubles de la conductibilité trio-ventriculaire jugés par l'augmentation de l'intervalle O-V., comme on se rend compte sur les nombreux repères que nous avons pris dans ce but. (Exp. Pers.)

L'état asphyxique donc maintient pendant plus longtemps la fibrillation faradique qu'à l'état ordinaire. Il en est de même aussi en ce qui concerne la fibrillation par des excitations mécaniques.

Il est intéressant de remarquer que le rythme ventriculaire, pendant la fibrillation auriculaire par excitation directe, varie suivant le moment où la fibrillation est produite. C'est ainsi que, dans la première minute qui suit l'asphyxie, la fibrillation auriculaire entraîne un affolement du ventricule, mais si le cœur commence à souffrir, étant déjà depuis un certain temps dans cet état asphyxique, le rythme ventriculaire ne s'accélère pas, mais au contraire devient lent et un peu irrégulier (du reste, il est déjà lent du fait de l'asphyxie elle-même).

b) Fibrillation auriculaire asphyxique spontannée avec bradycardie ventriculaire.

A un moment donné de l'état asphyxique, variable suivant les sujets, on voit survenir comme phénomène final des effets de l'asphyxie la fibrillation auriculaire tout d'un coup, spontanément. C'est une constatation assez fréquente chez le chien, et nous voulons attirer l'attention sur ce fait. La fibrillation auriculaire asphyxique présente cette particularité qu'elle n'entraîne point l'affolement du ventricule. Le rythme du ventricule reste lent. Ce phénomène de la bradycardie ventriculaire pendant la fibrillation auriculaire asphyxique est un phénomène que nous avons constaté toutes les fois que l'asphyxie a eu comme effet la fibrillation auriculaire. Il est vrai que du fait de l'asph xie

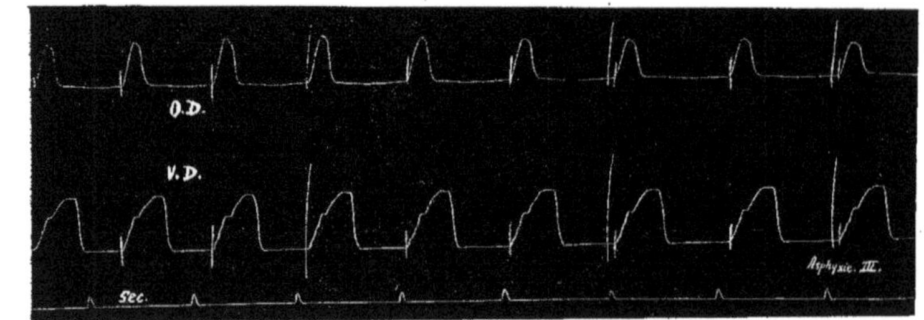

Fig. 9. — *Influence de l'asphyxie sur le rythme cardiaque.* (Suite du précédent.)

O. D., oreillette droite; V. D., ventricule droit. Synchronisme remarquable des contractions des oreillettes et des ventricules. Rythme *atrio-ventriculaire*. Le rythme est ralenti autour de 60 (Exp. Pers.)

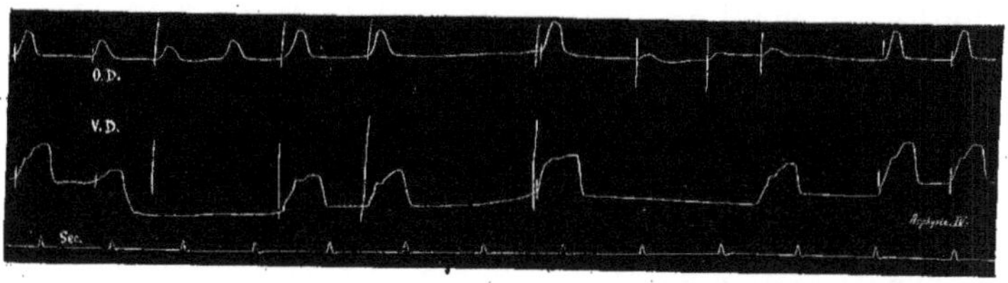

Fig. 10. — *Influence de l'asphyxie sur le rythme du cœur.* (Suite du précédent.) *Troubles de la conductibilité cardiaque. — Dissociation auriculo-ventriculaire survenant après une période de rythme atrio-ventriculaire.*

A remarquer les variations de l'amplitude de la contraction auriculaire. (Exp. Pers.)

le rythme ventriculaire est déjà ralenti, mais il se ralenti, encore un peu plus, dès que la fibrillation auriculaire s'installe. C'est ainsi que sur 3 cas où nous avons mesuré les battements ventriculaires, nous notons :

Chien I. Pendant la fibrillation auriculaire, le ventricule bat à 25.

Chien II. Pendant la fibrillation auriculaire, le ventricule bat à 21.

Chien III. Pendant la fibrillation auriculaire, le ventricule bat à 19.

La fibrillation auriculaire une fois manifestée, le rythme normal ne reprend plus habituellement. Quelquefois même, nous avons vu là fibrillation ventriculaire survenir dans la suite. La fibrillation ventriculaire est installée toujours après celle des oreillettes et dans un espace de temps plus ou moins long.

Après section des deux pneumogastriques au cou, la fibrillation spontanée ne se manifeste plus avec la même facilité chez un chien qu'on a mis à l'état d'asphyxie, au moins si on réalise l'état asphyxique aussitôt après la section.

ACTION FAVORISANTE DE L'ATROPINE SUR LA FIBRILLATION

L'atropine est connue, d'une façon générale, comme un poison des éléments cardio-modérateurs du vague. Nous avons insisté à plusieurs reprises[1] sur le fait que

[1] *Presse Médical*, 28 févr. 1914 et *Soc. Méd. Hôp. de Paris*, 27 mars 1914, p. 567.

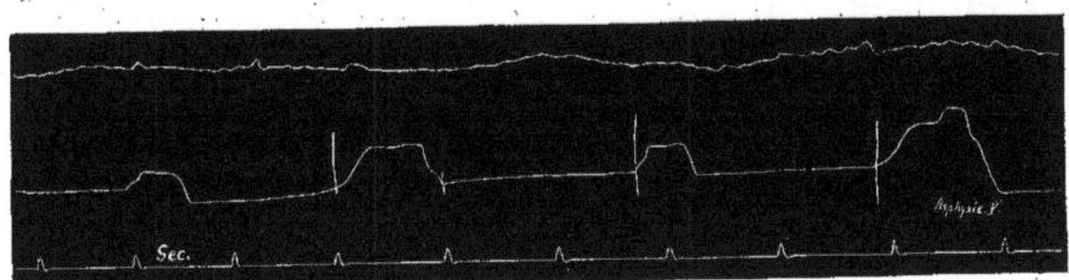

Fig. 11. — *Fibrillation auriculaire asphyxique.* (Suite du précédent.)

La ligne supérieure marque les mouvements de l'oreillette droite. Les mouvements du ventricule dro sont inscrits sur la ligne inférieure.

Sous l'influence de l'excitation asphyxique, on voit apparaître, à un stade avancé de l'asphyxie, la fibrillation des oreillettes. A remarquer la *bradycardie énorme des ventricules qui accompagne la fibrillation auriculaire.* La fréquence du rythme ventriculaire est de 25 environ par minute. (Exp. Pers.)

l'atropine, à un moment donné, en particulier au début de son action, peut donner le ralentissement du rythme cardiaque, ou produire l'automatisme ventriculaire, contrairement à l'opinion classique que l'injection d'atropine donne lieu à la simple accélération du rythme. En effet, le mode d'action de ce poison est bien complexe, et les travaux de Morat ont déjà montré que l'action de l'atropine et de ses succédanés s'étend sur les deux systèmes cardio-inhibiteurs et cardio-accélérateurs. Dans une série de nouvelles expériences que j'ai entreprises, soit sur le chien, soit chez l'homme, sur les effets de l'atropine en injection intraveineuse, j'ai constaté une série de phénomènes qui m'ont permis de conclure à une action excitatrice de l'atropine sur l'appareil cardio-inhibiteur. C'est ce que j'ai appelé la *phase stimulatrice de l'atropine*[1], qui se manifeste par une série de phénomènes dus à une augmentation passagère de l'excitabilité du vague. Ces phénomènes, observés ainsi dans la première ou deuxième minute qui suivent l'injection intraveineuse de l'atropine, sont les suivants :

1° Ralentissement du rythme cardiaque;
2° Dissociation auriculoventriculaire;
3° Rythme extrasystolique;
4° Phénomène de block sino-auriculaire;
5° Augmentation des effets de la compression oculaire qui, pendant un certain temps, favorise soit la production de la dissociation auriculo-ventriculaire,

[1] La phase stimulatrice de l'atropine. *Presse. Médic.* 1916.

soit la production des extrasystoles, ou même du simple ralentissement du rythme.

A cette phase excitatrice, qui est de très courte durée, succède la phase de paralysie, jugée en partie par l'accélération du rythme, dû à la paralysie du vague.

J'ai tenu à parler ici de cette *phase excitatrice de l'atropine*, non évidemment sans raison, mais pour montrer que si, en général, on dit que la fibrillation est obtenue difficilement, ou même qu'il est impossible de la produire par la faradisation directe des parois cardiaques. Il y a une phase cependant pendant laquelle, au contraire, elle s'obtient très facilement, ou même qu'elle est de plus longue durée, en employant même des courants très faibles qui, avant l'injection de cette substance, étaient incapables de produire le même phénomène. Cette phase, dans le cas d'injection intraveineuse d'atropine, est entre la première minute jusqu'à la cinquième, la sixième, quelquefois la dixième minute qui succède à l'injection de cette substance. *Cette action favorisante de l'atropine sur la production de la fibrillation auriculaire* (ou même ventriculaire) *correspond à la phase pendant laquelle cette substance se comporte comme un excitant des éléments cardiomodérateurs du vague.*

L'explication de l'action favorisante de l'atropine sur la production de la fibrillation par faradisation directe doit être cherchée dans l'augmentation de l'excitabilité vagale que cette substance produit au début de son action bien complexe.

INFLUENCE DES TROUBLES VASO-MOTEURS SUR LA FIBRILLATION

Pour Kronecker et ses élèves (Schmey, Busch), toutes les causes qui produisent la fibrillation agissent en déterminant des troubles vaso-moteurs, une vaso-constriction, d'où résulte une anémie aiguë du myocarde par excitation du centre de Kronecker. Kronecker et d'autres expérimentateurs ont pu provoquer la fibrillation par la ligature ou l'obstruction des coronaires. Cette anémie produirait la paralysie des éléments nerveux, qui serait ainsi la cause de la fibrillation. D'autre part, cet auteur a même décrit un point situé dans le sillon ventriculaire, dont la piqûre produirait toujours la fibrillation (centre de fibrillation de Kronecker). La fibrillation en pareil cas serait sous la dépendance immédiate des troubles vasomoteurs (vaso-constriction), que l'excitation de ce centre produit.

Contre ces expériences, Léon Frédéricq opposa le fait que l'oblitération temporaire des veines afférentes du cœur chez le chien ne produit pas la fibrillation, alors que le cœur est complètement dépourvu de sang. L'extraction aussi du cœur en dehors du corps ne produit pas la fibrillation, alors qu'on peut la faire apparaître par la faradisation directe.

En plus, Henry Frédéricq a vu sur le cœur isolé du lapin que la fibrillation faradique du cœur dans ces conditions n'est pas accompagné d'une vaso-constriction coronaire; au contraire, le débit des vaisseaux du cœur est augmenté. Il en est de même des travaux de Barbera.

CHAPITRE II

LA FIBRILLATION CARDIAQUE D'ORIGINE NERVEUSE

Le phénomène de la fibrillation cardiaque est produit, comme nous venons de le voir, de différentes façons, en agissant sur le cœur par différents excitants, en particulier par des excitations électriques, mécaniques, ou plus rarement toxiques. Dans cette partie, nous nous occuperons de la production de la fibrillation cardiaque à distance, sans agir directement sur l'organe cardiaque lui-même, mais par l'intermédiaire des nerfs qui gouvernent son activité.

Dans une série de travaux que nous avons entrepris dans le laboratoire de notre maître Morat sur les effets de la section de la moelle, nous avons été frappés de différents faits qui nous ont conduit à étudier l'influence du système nerveux sur le phénomène en question.

MÉTHODE DE RECHERCHE

Toutes nos expériences ont été faites sur le chien. L'animal est anesthésié par la morphine (à la dose de 0 gr. 01 à 0,02 de morphine par kilogramme), le chloroforme, l'éther, ou même le chloralose. Nous avons choisi des animaux jeunes d'un poids variant entre 5 à 18 kilogrammes. Après la ligature des vaisseaux mammaires et intercostaux, on enlève un plastron comprenant une partie du sternum et de la paroi thoracique, principalement à droite. La trachéotomie a été préalablement faite pour établir une respiration artificielle après l'ouverture du thorax. Aussitôt que la poitrine est ouverte, on suspend l'anesthésie et on attend un certain temps pour que l'action de l'anesthésique passe (du reste, nous avons fait tout notre possible pour que l'animal s'endorme avec une quantité le plus possible faible). On ouvre ensuite le sac péricardique bien attentivement, et on procède à la suspension des cavités cardiaques, à l'aide de pinces myographiques, ou mieux de fins crochets qui sont reliés à un système double de capsules pneumatiques conjuguées, qui incrivaient les battements sur le cylindre de l'enregistreur de Morat. Dans le cas le plus habituel, on inscrivait les mouvements de l'oreillette droite et ceux du ventricule droit; dans d'autres cas, on enregistre aussi les mouvements de l'oreillette gauche. Les vagues ou le sympathique sont préparés pour les soumettre à volonté à l'excitation d'un courant alternatif, dont on peut faire varier l'intensité.

1° FIBRILLATION SPONTANNÉE PAR SECTION DE LA MOELLE A LA RÉGION CERVICALE

Dans une communication à la Société de Biologie nous avons montré[1] qu'une simple section de la

[1] Morat et Petzetakis (*C. R. Société de Biologie*, Séance du 18 juillet 1914, p. 375).

moelle cervicale peut donner lieu à une fibrillation auriculaire des plus typiques.

L'expérience à faire est la suivante : sur un chien on prépare la face postérieure de la colonne vertébrale de la région cervicodorsale et notamment la 1re dorsale, 7e cervicale et 6e cervicale vertèbre. Après avoir préparé les apophyses de ces vertèbres et dégagé les arcs latéraux on fait la respiration artificielle et on ouvre ensuite le thorax. L'anesthésie est alors interrompue et on pratique la laminectomie de la 7e ou de la 6e cervicale sur une étendue plus ou moins grande pour pouvoir bien voir la moelle épinière.

On coupe alors la moelle, à l'aide d'un fin bistouri ou mieux avec le thermocauthère pour éviter l'hémorragie qui est très abondante, en pareil cas, à la hauteur de la 7e ou même un peu plus haut à la hauteur de la 6e. On constate alors les modifications du rythme cardiaque.

Nous n'entrerons pas ici dans les détails de changements qui peuvent survenir sur le rythme cardiaque après cette section. Nous nous contenterons simplement de dire que le phénomène le plus habituel en pareil cas est un ralentissement simple du rythme cardiaque. Mais, dans un certain nombre des cas, on peut voir survenir la fibrillation auriculaire.

Le phénomène peut être observé soit immédiatement après la section de la moelle, soit parmi les périodes de simple ralentissement du rythme cardiaque. Il y a donc ainsi alternance de fibrillation auriculaire et de bradycardie. Voici donc une fibrillation

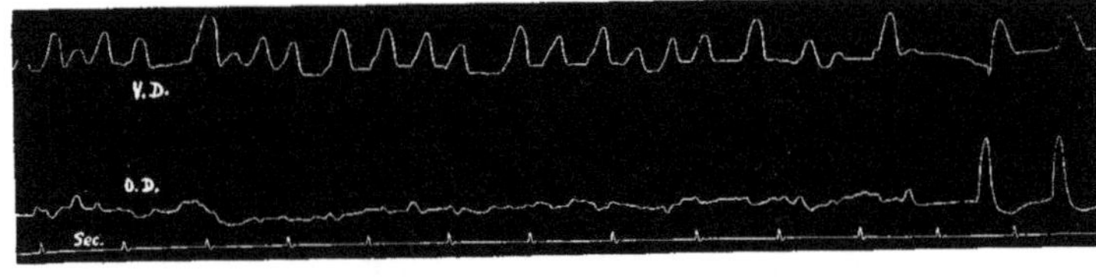

Fig. 12. — *Fibrillation auriculaire spontanée après section de la partie inférieure de la moelle cervicale.*

V. D., ventricule droit ; O. D., oreillette droite. Temps marqué en secondes. La section de la moelle est faite au niveau du bord supérieur de la septième vertèbre cervicale. On voit sur le tracé de l'oreillette les mouvements fibrillaires des oreillettes. Cette fibrillation dure depuis plusieurs minutes et s'accompagne d'un rythme ventriculaire rapide et irrégulier. Il y a vraiment un affolement ventriculaire analogue à celui de la fibrillation auriculaire par excitation électrique directe. Vers la fin du tracé on voit spontanément le passage de la fibrillation au rythme normal, mais lent. A remarquer qu'avant le rétablissement du rythme il y a une pause d'une seconde environ. (Exp. Pers.)

auriculaire produite par la section simple de la moelle et nous verrons quelle interprétation il faudrait donner à ces faits. Dans ce cas, il n'y a pas à incriminer aucune cause toxique ou mécanique, parce que, dans nos expériences, nous nous sommes protégés avec grand soin contre ces causes. C'est ainsi que nous avons administré le minimum de dose de chloroforme ou d'éther. D'autre part, la section de la moelle se faisait longtemps après cessation du chloroforme. Enfin, le phénomène se manifestait avant d'accrocher les parois auriculaires. Il est à remarquer que ce phénomène ne s'observe pas dans tous les cas de section de la moelle. C'est ainsi que, sur une série d'expériences faites dans ce but sur 15 chiens, la fibrillation auriculaire a été observée 6 fois, soit 40 pour 100 des cas. Parmi ces 6 cas, 2 fois a été observé d'une façon passagère aussitôt après la section ; elle a persisté pendant dix minutes environ, puis le phénomène a disparu. Sur 2 autres cas, la fibrillation se voyait à des longs intervalles, alternant avec le rythme normal du cœur. Dans un autre cas, la fibrillation était aussi bien auriculaire que ventriculaire et le cœur n'a pas pu reprendre son rythme normal. Enfin, sur un autre cas, la fibrillation auriculaire dominait la scène et a continué pendant une heure et demie environ continuellement, après la section de la moelle et elle aurait duré plus longtemps si on ne profitait pas pour faire différentes expériences.

Il est indispensable pourtant de dire que cette fibrillation auriculaire, qu'elle soit manifestée aussitôt après la section de la moelle ou qu'elle alterne avec un rythme normal, elle disparaît demi-heure à une heure environ habituellement après l'expérience.

La fibrillation auriculaire obtenue par cette méthode est bien comparable à la fibrillation obtenue par la faradisation des oreillettes. La fréquence des battements auriculaires varie de 400 jusqu'à 600 et même plus.

Le rythme ventriculaire pendant la fibrillation spontanée.

Dans le plus grand nombre de cas, les ventricules prennent bien le rythme (voir fig. 12) de François Franck. Le rythme ventriculaire est irrégulier, mais pas excessivement rapide, dans quelques cas même il peut devenir lent. C'est ainsi que sur quelques-uns de nos tracés, pendant une fibrillation auriculaire avec rythme affolé des ventricules, on peut voir tout d'un coup le rythme ventriculaire devenir lent, mais toujours un peu irrégulier, puis devenir de nouveau rapide (voir fig. 13). Nous avons vu ainsi le rythme ventriculaire passer de 120, 150, 160 à 50, 60 et 45 battements durant la fibrillation des oreillettes.

La fibrillation auriculaire obtenue de cette façon, d'une façon intermittente ou continue présente cette caractéristique qu'elle dure longtemps, contrairement à la fibrillation électrique ou mécanique.

Ainsi, dans un cas, nous notons dans nos expériences des durées de fibrillation allant de 4 à 10, 20 secondes, 1 minute, 3 minutes, 4 et demi minutes, 5, 10, 15, 20 minutes, et nous avons vu que, dans un cas, elle persista plus d'une heure d'une façon continue.

Cette longue durée de la fibrillation nous permet de faire quelques expériences.

Arrêt de la fibrillation par l'excitation mécanique ou électrique du sinus.

C'est un fait que nous avons constaté plusieurs fois. Le simple pincement du sinus de la veine cave par une pince suffit souvent pour arrêter la fibrillation auriculaire, quelquefois même d'une façon définitive. Le même effet peut se produire par une excitation électrique de la région sinusale.

Influence de la faradisation de l'oreillette sur la fibrillisation spontanée.

Elle reste dans la majorité des cas sans influence. Quelquefois on peut voir une atténuation de la fibrillation, mais elle recommence aussitôt qu'on a enlevé les électrodes.

Influence des pneumogastriques sur la fibrillation spontanée.

1° *Excitation des vagues.* — Si l'excitation des vagues est faite par un courant très fort, on arrive à faire disparaître presque complètement la fibrillation dans quelques cas où à l'atténuer notablement. Cependant il persiste toujours quelques petits mouvements fibrillaires, visibles surtout sur l'auricule

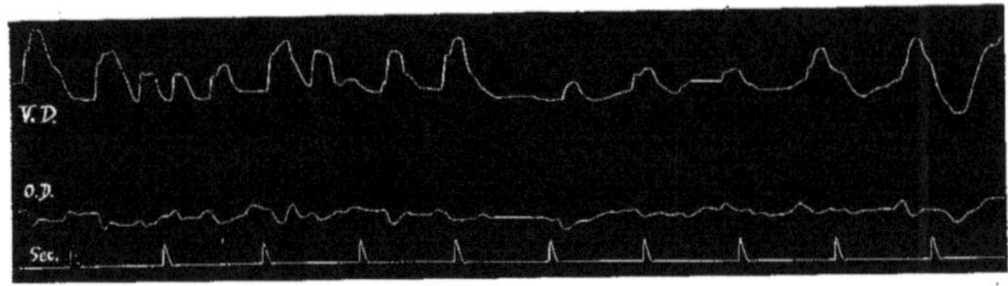

Fig. 13. — *Fibrillation auriculaire spontanée avec rythme ventriculaire alternativement rapide et lent après section de la moelle cervicale.*

V. D., Ventricule droit; O. D., oreillette droite. Le temps est marqué en secondes. La section de la moelle est faite à la hauteur de la 6e vertèbre cervicale. On voit la fibrillation auriculaire sur tout le tracé. Cette fibrillation dure déjà depuis quinze minutes environ. Le rythme ventriculaire dans la première moitié du tracé, est rapide et très irrégulier, d'une fréquence de 150 environ (affolement ventriculaire); par contre, dans la seconde moitié, le rythme ventriculaire devient lent, d'une fréquence de 55 à 60, puis, dans la suite, il reprend de nouveau rapide et irrégulier. (Exp. Pers.)

droit. Ce résultat est loin d'être constant. Le ventricule, en pareil cas, peut s'arrêter complètement.

Si le courant est d'intensité moyenne, la fibrillation ne subit aucune modification. Au contraire, le rythme ventriculaire qui était bien rapide et irrégulier peut se ralentir et se régulariser. Avec des courants bien faibles l'action est nulle.

2° *Section des vagues.* — La section en général des deux vagues au cou suffit pour arrêter la fibrillation spontanée dans le plus grand nombre de cas.

Dans un cas, la section seule du vague droit a suffi pour rétablir le rythme normal (voir tracé fig. 14).

Influence des accélérateurs sur la fibrillation spontanée.

L'excitation faradique forte des rameaux cardiaques du grand sympathique nous a montré aussi, qu'elle est capable d'influencer la fibrillation spontanée. Il est vrai que l'excitation des accélérateurs n'a pas toujours comme résultat la disparition de la fibrillation. Néanmoins, nous avons vu d'une façon bien nette le rétablissement du rythme normal après excitation des accélérateurs dans quelques expériences. L'accélération du rythme ventriculaire, après une excitation des accélérateurs avec des courants forts est la règle dans la plupart des cas.

Influence de l'atropine.

L'injection intraveineuse de 0 gr. 002 à 0 gr. 003 d'atropine dans la veine jugulaire suffit pour faire

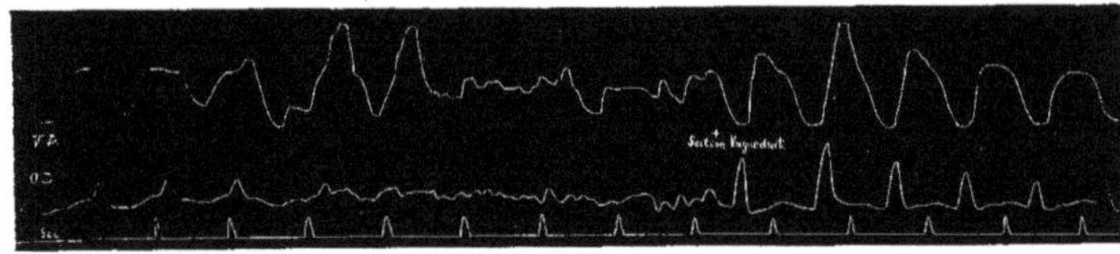

Fig. 14. — *Influence de la section des vagues sur la fibrillation spontanée après section de la moelle cervicale.*

V. D., ventricule droit; O. D., oreillette droite. Temps marqué en secondes. Ce graphique provient d'un cas où la fibrillation alternait avec des périodes de fibrillation auriculaire de longue durée. Au commencement du tracé, on voit le rythme normal, mais lent, qui passe à la fibrillation auriculaire; le rythme ventriculaire devient aussitôt rapide et irrégulier. En ce moment le vague droit est préparé et on pratique la section aussitôt que la fibrillation a commencé. Presque instantanément après la section, la fibrillation auriculaire disparaît, comme on peut s'en rendre compte sur ce graphique. (Exp. Pers.)

disparaître la filtration auriculaire quelques minutes après l'injection de cette substance.

Mécanisme de la fibrillation par section de la moelle cervicale.

La section de la moelle épinière au niveau de la 7e ou 6e vertèbre cervicale donne lieu, comme on vient de le voir, à une fibrillation auriculaire ou exceptionnellement ventriculaire qui, après avoir persisté un certain temps, peut disparaître spontanément. Cet état, comme nous avons dit, n'est pas constant ni définitif et se présente au cours de périodes régulières, plus longues ou plus courtes, suivant les circonstances, des contractions d'un rythme normal. La section donc de la moelle au niveau sus-indiqué crée pour le moins une tendance à la fibrillation du muscle cardiaque.

L'explication est la suivante :

On sait que le plus grand nombre des accélérateurs du cœur cheminent dans le sympathique qui partent chez le chien du premier ganglion thoracique et du 2e cervical, aussi bien que des filets qui unissent ces ganglions, contournent l'artère sous-clavière et forment l'anse de Vieussens. Quelque-uns sont mélangés aux fibres d'arrêt qui sont contenus dans les vagues.

L'origine des fibres cardio-accélératrices est dans la moelle dorsale surtout. Elles pénètrent dans la chaîne du sympathique par les rami communicantes des 1re, 2e, 3e, 4e et 5e paires dorsales et 5e, 6e, 7e, 8e paires cervicales. Ces dernières rami-communicantes affectent chez le chien une disposition un peu spéciale : elles se groupent les uns à côté des autres, pour se réunir au niveau du ganglion premier thoracique. On les désigne sous le nom de nerf vertébral en y comprenant les filets nerveux qui se détachent de ce même ganglion pour suivre l'artère vertébrale dans son trajet ostéo-fibreux (voir Morat, in *Traité de Phys.)*

Dans ce cas donc de la section de la moelle, on interrompt les liaisons qui existent entre les deux centres qui partagent le gouvernement du rythme cardiaque et on les empêche ainsi d'exercer leur action coordonnatrice sur le muscle cardiaque. La fibrillation est le résultat d'un déséquilibre entre ces deux systèmes, produit à la suite de la section de la moelle cervicale à l'endroit indiqué.

2° FIBRILLATION PAR EXCITATION DES VAGUES

Les circonstances expérimentales sont les mêmes que dans les expériences précédentes. Une condition cependant nécessaire dans ce cas c'est d'avoir aussi des chiens jeunes. Les deux vagues sont préparés à la région cervicale.

a) **Fibrillation auriculaire.**

Parmi les résultats les plus nets et très fréquents de l'excitation des vagues, c'est la fibrillation des oreillettes. On voit survenir cette fibrillation par des courants surtout faibles ou de moyenne intensité, ou au besoin même de forte intensité, mais c'est surtout par le fait de leur prolongation. Elle s'établit après un certain temps de simple ralentissement qui varie de 2 à 3 secondes à 10, 12 secondes, plus rarement d'emblée et se maintient pendant un temps plus ou moins long qui peut aller de 5 à 20 ou même 30 secondes, et une fois nous avons noté une minute. Le phénomène est obtenu habituellement par l'excitation de l'un des vagues. L'expérience nons a montré que c'est l'excitation du vague droit qui provoque plus facilement la fibrillation auriculaire. Il est vrai que rarement on peut avoir des résultats négatifs. Voici la fréquence avec laquelle nous avons obtenu la fibrillation dans ces conditions : sur un total de 20 expériences, nous avons eu 14 fois des résultats positifs, soit une fréquence de 70 pour 100. Les résultats négatifs tiennent à différentes causes et surtout à l'âge du chien.

Sur ces 14 cas, la fibrillation était obtenue dans tous les cas par l'excitation du vague droit et, dans 8 cas seulement, par l'excitation du vague gauche.

La fibrillation donc par l'excitation du *vague droit* s'obtient avec une fréquence de 70 pour 100; par l'excitation du vague gauche, la fréquence est de 40 pour 100.

Dans tous ces cas, il s'agit de fibrillation auriculaire. La fibrillation ventriculaire peut être aussi observée mais tout à fait exceptionnellement. Nous n'avons vu que deux fois la fibrillation ventriculaire, dans ces conditions expérimentales. Voici les conditions dans lesquelles on peut observer la fibrillation auriculaire après excitation du vague droit surtout :

1° Elle se produit surtout avec des courants de

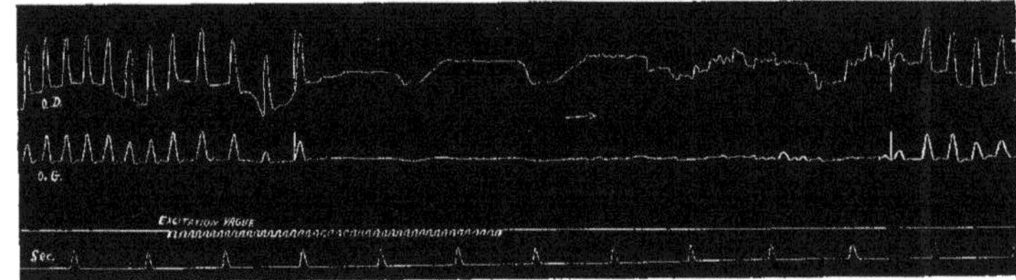

Fig. 15. — *Fibrillation auriculaire d'origine vagale.*

Inscription simultanée des mouvements de l'oreillette droite (O. D.) et de l'oreillette gauche (O. G.). Les vagues sont préparés au cou. On excite le *pneumogastrique droit* avec un courant de très faible intensité. Le rythme se ralentit à peine puis, tout d'un coup, deux secondes environ après le commencement de l'excitation; les oreillettes se mettent à fibriller. Ces mouvements fibrillaires de très faible intensité au début (à peine inscrits), augmentent dans la suite peu à peu d'intensité pour devenir très apparents un peu avant la reprise du rythme normal. La durée de l'excitation du vague est de quatre secondes. La durée de la fibrillation est de huit secondes. (Exp. Pers.)

faible ou de moyenne intensité, plus rarement avec des courants forts.

2° La fibrillation peut apparaître aussitôt après le début de l'excitation du vague. C'est ainsi que 2 ou 3 secondes après l'excitation la fibrillation se manifeste après un léger ralentissement de rythme (voir fig. 15, 16 et planche I).

3° Dans d'autres cas, la fibrillation survient pendant la faradisation du vague beaucoup plus tardivement. Ainsi, après une période de ralentissement faible ou moyen du rythme cardiaque (suivant l'intensité du courant) de 5, 10 à 12 secondes, on voit survenir la fibrillation auriculaire alors que l'excitation des vagues se fait encore. La fibrillation continue même après cessation de l'excitation dans un temps variable de 5 à 7 ou plusieurs secondes.

4° La fibrillation peut apparaître après une excitation du vague prolongée qui a emmené un grand ralentissement, dès que l'excitation cesse (voir fig. 16, 17 et planches).

5° Dans d'autres cas, il est nécessaire que l'excitation du vague se prolonge pendant 15 à 20 secondes ou même plus. On peut voir alors la fibrillation auriculaire succéder à un grand ralentissement ou même à l'arrêt complet de l'oreillette, soit vers la fin de l'excitation, soit pendant la durée de l'excitation, soit mêmes quelques secondes (1, 2, 3 secondes) après l'excitation du vague. Elle persiste, en pareil cas, pendant 10, 15, 20 et même 30 et 40 secondes.

En somme, la fibrillation auriculaire par excitation des vagues se produit soit pendant la faradisation, soit

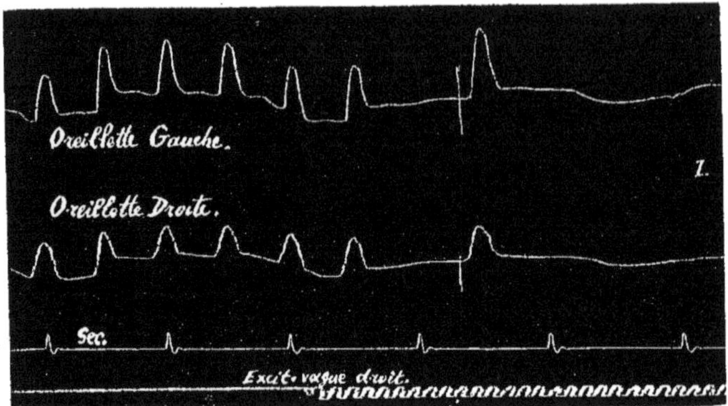

Fig. 16. — *Inscription des mouvements des deux oreillettes.*

Le vague *droit* est excité avec un courant de moyenne intensité. Le rythme se ralentit en même temps qu'on observe des *troubles légers de la conductibilité auriculo-auriculaire* (voir repères), puis les deux cavités s'arrêtent. L'excitation du vague droit dure sept secondes. (Exp. Pers.)

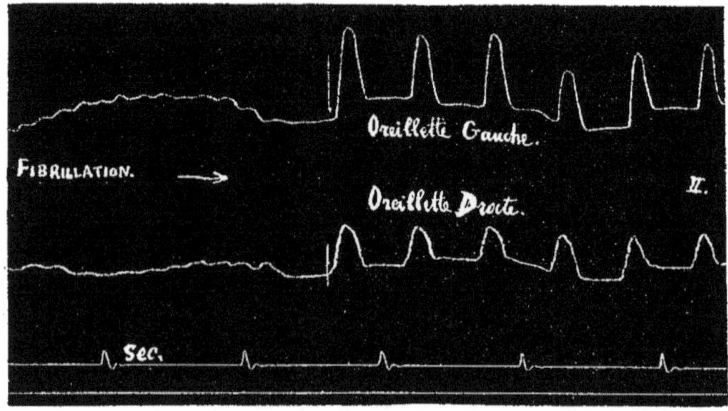

Fig. 17. — *Fibrillation auriculaire post-excitatoire d'origine vagale* (tracé suite du précédent.)

A la suite de l'excitation du pneumogastrique droit les deux cavités sont arrêtées, mais aussitôt qu'on cesse cette excitation, on voit survenir la fibrillation. La durée de cette fibrillation a été de vingt et une secondes, puis le rythme reprend normal. Il y a là un exemple de fibrillation auriculaire tardive et post-excitatoire. (Exp. Pers.)

après. Elle apparaît à partir d'une certaine intensité du courant.

Si dans quelques cas, il suffit d'une excitation de courte durée, dans d'autres cas, il faut que l'excitation dure plus longtemps pour obtenir ce phénomène.

Dans tous les cas la fibrillation persiste à un certain temps après l'excitation.

La durée de la fibrillation vagale est relativement grande comparée à la durée de la fibrillation par faradisation directe des parois de l'oreillette.

Cette durée, dans nos expériences, oscille entre 5, 20 jusqu'à 30 secondes ou une minute entière après cessation de l'excitation. La fréquence du rythme auriculaire est de 400 à 600 environ ou plus encore. La fibrillation est constituée par des petits mouvements, fibrillaires et irréguliers et faibles. Deux ou trois secondes avant le rétablissement du rythme normal, les contractions auriculaires peuvent devenir de plus grande intensité moins rapides et plus régulières.

Phénomènes de dissociation auriculo-auriculaire. — Dans nos expériences, nous avons inscrit séparément soit les mouvements de l'oreillette droite et du ventricule droit, soit les deux oreillettes séparément, soit l'inscription simultanée de l'oreille droite, de l'oreillette gauche et du ventricule, pour étudier le phénomène dans tous ses détails.

C'est ainsi qu'en comparant les deux tracés auriculaires, nous avons vu que la fibrillation commence et finit en même temps sur ces deux cavités qui constituent pour ainsi dire une unité physiologique suivant l'expression de Frédéricq. Mais il peut arriver exceptionnellement comme nous l'avons observé que l'une des cavités fibrille alors que l'autre présente quelques systoles isolées, ou que l'une reprenne son rythme, alors que l'autre est encore ralentie. Ces faits,

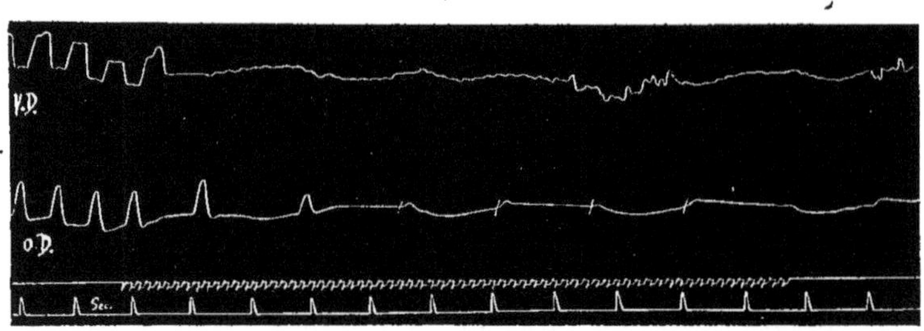

Fig. 18. — *Fibrillation ventriculaire mortelle consécutive à l'excitation du vague droit* (effet rare.)

Inscription des mouvements du ventricule droit (V. D.) et de l'oreillette droite (O. D.). On excite le vague droit avec un courant d'intensité moyenne. Le rythme auriculaire se ralentit, mais le ventricule, après une petite pause, se met à fibriller. Le cœur ne reprend plus son rythme normal. L'oreillette aussi se met à fibriller après la fin de l'excitation. (Exp. Pers.)

de constatation très rare, indiquent sinon une dissociation proprement dite, au moins une intermittence de l'une des cavités auriculaires par rapport aux mouvements de l'autre. Nous avons remarqué, après excitation des vagues, dans d'autres cas, des faits de dissociation analogue. Le rythme ventriculaire, alors qu'il est ralenti pendant l'excitation des vagues devient rapide et irrégulier, aussitôt que la fibrillation auriculaire commence. Il y a une véritable arythmie ventriculaire avec rythme rapide très variable, de fréquence suivant es lcas. C'est la règle dans le cas expérimental dont il en est question. Le rythme ventriculaire revient à la normale aussitôt que la fibrillation s'arrête.

Etats intermédiaires entre la fibrillation et l'accélération simple. Phénomènes de tachysystolie auriculaire. — Le phénomène de la fibrillation se caractérise, comme nous avons dit, par la fréquence énorme des mouvements fibrillaires, par leur irrégularité et la faiblesse de ces contractions. Dans un certain nombre d'expériences de fibrillations d'origine vagale, nous avons observé des cas dans lesquels le rythme auriculaire malgré son accélération, gardait une certaine régularité, en même temps que l'amplitude de systoles était relativement grande. D'autre part, le nombre des contractions n'atteignait jamais, en pareil cas, le chiffre de 600, mais oscillait autour de 250 à 300. On trouvera, plus loin, des faits analogues à la suite de l'excitation des accélérateurs, aussi bien que les détails de cet état qu'il faut distinguer du phénomène de la fibrillation. Cet état étudié sous le nom de tachysystolie auriculaire, doit être compris comme un état intermédiaire entre la fibrillation et l'accélération régulière et totale du rythme. Après excitation des vagues, on peut ainsi voir sur les tracés que la fibrillation auriculaire manifestée dans une phase initiale, fait place dans la suite à cet état intermédiaire. Du reste, nous avons déjà fait remarquer que non seulement dans les cas de fibrillation d'ordre nerveux, mais même dans les cas de fibrillation par excitation directe, il n'est pas rare de voir

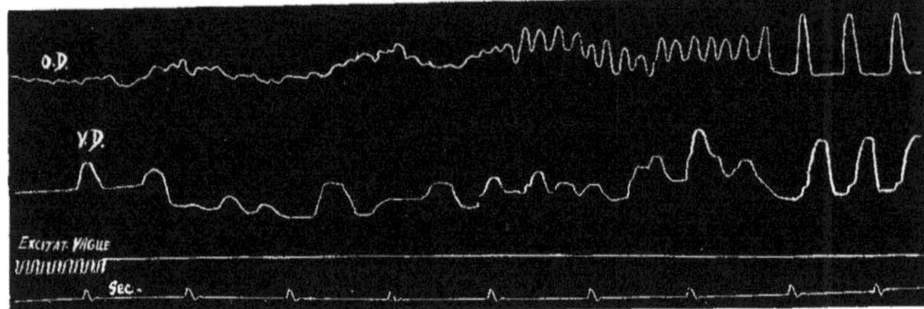

Fig. 19. — *Phénomènes mixtes dè fibrillation et de tachysystolie auriculaire après excitation du vague.*

Le vague droit est préparé à la région cervicale et on l'excite par un courant de faible intensité. La durée de l'excitation est de cinq secondes environ. L'effet se traduit par un ralentissement du rythme cardiaque, puis quatre secondes après, l'oreillette se met à fibriller alors que le vague est excité encore. Au commencement du tracé, on voit l'irrégularité, la fréquence et la faiblesse des mouvements auriculaires. Vers le milieu du tracé, les contractions auriculaires deviennent de plus grande amplitude, régulières, coordonnées et moins rapides, puis le rythme normal s'installe. Il s'agit là d'un état différent de celu de la fibrillation, d'un état intermédiaire : de tachysystolie auriculaire. (Exp. Pers.)

un peu avant l'installation du rythme normal, l'augmentation de l'amplitude des contractions auriculaires ce qui constituerait, pourrait-on dire, même dans ces cas, une tachysystolie de très courte durée, en tout cas un état un peu différent de la fibrillation, un état intermédiaire entre la fibrillation et le rythme normal (voir fig. 19).

Influence de l'excitation des pneumogastriques sur la fibrillation. — Si, sur un cœur qui commence à fibriller, à la suite de l'excitation des vagues, on continue à exciter avec même courant sans changer son intensité, la fibrillation continue et ne paraît pas influencée. Si on augmente l'intensité du courant, elle reste aussi sans effet, et il faut que le courant soit bien fort pour obtenir l'atténuation dans un certain degré de la fibrillation, en même temps que le ralentissement ou l'arrêt ventriculaire. Mais l'excitation du pneumogastrique, ordinairement reste sans effet et, comme nous avons dit, il faut que le courant soit très fort pour obtenir le relâchement des cavités auriculaires. Dans tous ces cas cependant, il y a des petits mouvements fibrillaires qui persistent sur certaines parties de l'oreillette difficilement visibles; quelquefois même nous avons vu la fibrillation reprendre pour quelques secondes aussitôt qu'on a interrompu la deuxième excitation avec le courant fort.

Influence de la section des pneumogastriques sur la fibrillation. — Elle est plus efficace que l'excitation du vague. Dans la majorité des cas, après section des deux vagues, la fibrillation disparaît.

Influence de l'atropine. — L'atropine en injection intraveineuse et à doses fortes 0 gr. 002 à 0 gr. 004 agit sur la fibrillation. Sur un animal qui a reçu une certaine dose d'atropine dans les veines (0 gr. 002), on peut obtenir encore la fibrillation auriculaire au moyen de l'excitation des vagues dans les deux premières minutes qui suivent l'injection de cette substance. 15 à 20 minutes après l'injection, la fibrillation est impossible à obtenir de cette façon.

Influence favorisante de la pilocarpine. — La pilocarpine en injection intraveineuse à la dose de 0 gr. 001 à 0 gr. 002 favorise la production de la fibrillation auriculaire au moyen de l'excitation des pneumogastriques.

Excitation des accélérateurs pendant la fibrillation vagale. — Il est évidemment difficile de se rendre compte de l'influence du système accélérateur sur cette fibrillation. En général, les excitations faibles et moyennes n'ont jamais influencé la fibrillation. Par des excitations fortes nous avons eu dans un cas parmi plusieurs autres négatives une influence jugée par l'arrêt de la fibrillation quatre secondes après l'excitation.

b) **Fibrillation ventriculaire.**

La production de la fibrillation ventriculaire est

beaucoup plus rare à observer que celle des oreillettes par l'excitation des vagues. Elle se produit dans les mêmes circonstances. Dans nos expériences, nous ne l'avons constaté que deux fois. Dans le premier cas, elle a été passagère, d'une durée de six secondes environ, survenu pendant le ralentissement du rythme auriculaire après excitation du vague gauche ; dans le second cas, la fibrillation s'est installée d'une façon définitive après excitation du vague droit avec un courant de moyenne intensité et a abouti à la mort de l'animal.

3° FIBRILLATION PAR EXCITATION DU GRAND SYMPATHIQUE

a) Fibrillation auriculaire.

Un des moyens de la production de la fibrillation auriculaire par voie nerveuse est l'excitation du grand sympathique sur laquelle nous avons attiré l'attention dernièrement avec notre maître Morat[1]. En effet, une excitation portée sur le grand sympathique soit au niveau de l'anneau de Vieussens, soit immédiatement en amont ou même au niveau du premier ganglion thoracique donne lieu à la fibrillation.

Dans nos expériences, il nous a semblé que c'est surtout l'*excitation de l'anneau de Vieussens ou du sympathique droit qui produirait la fibrillation*

[1] Morat et Petzetakis, *C. R. de la Société de Biologie*, séance du 18 juillet 1914, p. 375.

auriculaire, tandis que le symphtque gauche agirait surtout sur les ventricules.

L'intensité du courant en pareil cas doit être faible ou de moyenne intensité. Il ne faut pas cependant croire que l'expérience réussit toujours, mais nous l'avons rencontré avec une grande fréquence : 60 pour 100.

Il faut aussi s'adresser de préférence à de jeunes sujets.

La fibrillation auriculaire observée en pareil cas n'est pas habituellement de très longue durée, elle peut s'observer de la façon suivante :

1 Aussitôt après l'excitation du sympathique (demi-seconde, 1 seconde à 2 secondes après) on voit la fibrillation auriculaire se manifester; elle dure un certain temps, puis (l'excitation du sympathique continue) elle laisse la place à une simple accélération du rythme redevenu normal.

2° La fibrillation se manifeste aussitôt après l'excitation du sympathique (1 à 3 secondes); elle dure quelques secondes, elle cède la place à un rythme normal, puis elle se manifeste de nouveau, elle cède de nouveau la place au rythme normal pour reprendre quelquefois une troisième fois, durant l'excitation du sympathique (voir fig. 20, 22).

On voit donc que la fibrillation, en pareil cas, est un phénomène du début de l'excitation des accélérateurs et peut aussi se manifester d'une façon intermittente au cours d'une excitation prolongée, intercalée entre des périodes de simple accélération de rythme. La durée de la fibrillation en cause n'est pas grande ; elle varie de 1 seconde à 2, à 3 et plus rarement de 5 à 6 secondes. Quelquefois on voit une tendance à la fibrillation qui se caractérise par trois ou quatre pulsations auriculaires du rythme rapide et d'amplitude bien moindre que les contractions normales.

Il est intéressant ici d'ajouter que quelquefois, avant le passage à la fibrillation, on observe une ou deux *extrasystoles* d'origine auriculaire ou même ventriculaire. Dans d'autres cas, on voit des extrasystoles survenir vers la fin de la fibrillation juste avant le passage au rythme normal. Enfin, dans d'autres cas, on voit se manifester des troubles de la conductibilité cardiaque dans la première ou même la deuxième, encore révolution normale qui font suite à la fibrillation et qui se jugent sur les tracés par un allongement du temps de la transmission de l'excitation depuis l'oreillette jusqu'au ventricule, allongement qui peut atteindre le double ou même plus de la transmission normale.

Ces derniers faits étaient observés de préférence en cas d'excitation de l'anneau de Vieussens, et nous croyons que c'est une preuve en *faveur de l'existence des fibres cardio-modératrices à ce niveau* (fig. 22).

L'excitation, comme nous l'avons dit, portait soit sur l'*anneau de Vieussens*, soit sur le tronc du sympathique droit, habituellement au niveau du *premier ganglion thoracique* ou un peu en amont de ce ganglion.

La fréquence des battements auriculaires en pareil cas est bien variable, depuis 350 à 600 par minute.

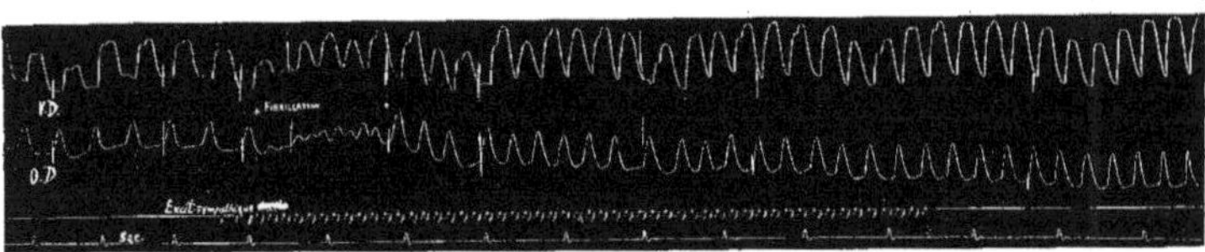

Fig. 20. — *Fibrillation auriculaire après excitation des accélérateurs.*

Le sympathique est préparé. L'excitation se fait un peu en amont du ganglion premier thoracique avec un courant de faible intensité. On voit, une demi-seconde après le début de l'excitation, la fibrillation des oreillettes qui est de très courte durée (de deux secondes), puis on constate une accélération régulière du rythme. (Exp. Pers.)

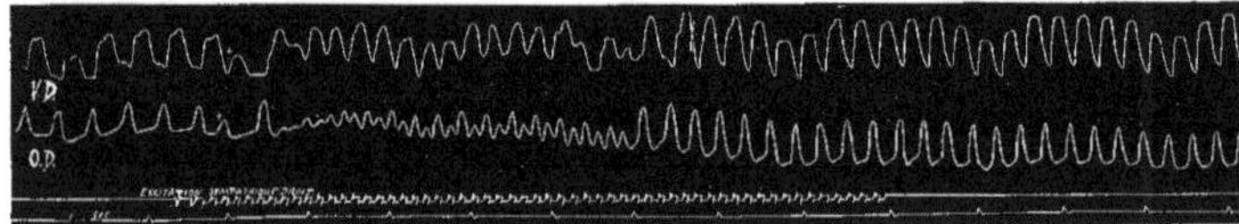

Fig. 21. — *Fibrillation, tachysystolie auriculaire et extrasystoles provoquées par l'excitation des accélérateurs.*

L'excitation du sympathique droit par un courant de faible intensité donne lieu à la fibrillation auriculaire une seconde environ après. La durée du phénomène est de quatre secondes environ. Sur le tracé, on peut se rendre compte que les mouvements de l'oreillette droite de faible amplitude et irréguliers au début, deviennent dans la suite plus réguliers et d'intensité plus grande avant le passage à l'accélération. Il s'agit là, très probablement, d'une fibrillation initiale qui passe à la tachysystolie auriculaire avant le rétablissement du rythme normal. On voit aussi l'apparition d'une extrasystole auriculaire suivie d'une réponse ventriculaire (désignées par une croix +) au début de l'excitation, avant l'apparition de la fibrillation. (Exp. Pers.)

Dans quelques cas ils sont de très petite amplitude, à peine inscrits sur le cylindre et très irréguliers, tandis que, dans d'autres cas, ils peuvent être d'amplitude plus grande.

Le rythme ventriculaire pendant la période de la fibrillation s'accélère d'une façon constante et présente un peu d'irrégularité.

b) Etats intermédiaires entre la fibrillation auriculaire et la simple accélération. Tachysystolie auriculaire.

Parmi un grand nombre d'expériences que nous réalisions par l'excitation des accélérateurs nous avons été frappé quelquefois de ce fait que, parmi une série de pulsations fibrillaires des oreillettes de très petite amplitude, irrégulière et de très grande fréquence, nous en avions d'autres constituées par une série des contractions auriculaires, qui se distinguaient des contractions fibrillaires ordinaires par les caractères suivants :

1° Contractions non plus fibrillaires à peine inscrites, mais très apparentes, avec une amplitude un peu plus petite que la contraction auriculaire normale;

2° La fréquence de ces pulsations varie entre 240 à 300 au lieu de 350, 500, 600 par minute;

3° Autre caractère très important, c'est que le rythme ventriculaire correspondant à ces systoles auriculaires n'était pas irrégulier, mais simplement accéléré et la fréquence des battement ventriculaires était toujours dans un rapport constant relativement aux battements auriculaires qui étaient le double, soit $\frac{R. A.}{R. V.} = \frac{2}{1}$ ou même $\frac{R. A.}{R. V.} = \frac{3}{1}$;

4° Enfin il semble bien que la tachysystolie se distingue de la fibrillation, par le fait suivant : alors que dans la fibrillation il y a un défaut de synergie entre les fibres appartenant à la même cavité, dans la tachysystolie ceci ne paraît pas exiester et tout le trouble consiste à l'accélération extrême des battements auriculaires, qui restent réguliers et coordonés.

Cet état intermédiaire entre la fibrillation et l'accélération pourrait être nommé tachysystolie pour le distinguer de la fibrillation ordinaire et serait à rapprocher de certaines observations cliniques (fig. 23). Cet état pourrait-être aussi nommé *dissociation auriculoventriculaire*, différent de la dissociation ordinaire par le fait simplement de la tachycardie, alors que le rythme cardiaque est au contraire ralenti dans le cas de la dissociation ordinaire.

Alternance auriculaire pendant la tachysystolie auriculaire consécutive à l'excitation du premier ganglion thoracique droit ou de l'anneau de Vieussens. — Au point de vue physiologique ou clinique, on connaît plus ou moins l'alternance du pouls artériel d'une part et des ventricules d'autre part. Nous n'entrerons pas dans les détails de cette question. Nous signalerons seulement en passant que l'alternance auriculaire, contrairement à l'alternance ventriculaire, est bien moins connue. Les observations de Lewis, Tabora, Volhard, Straburger, sont en faveur

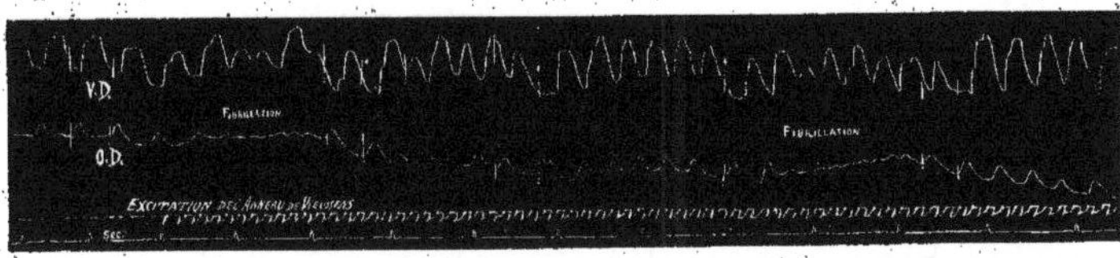

Fig. 22. — *Fibrillation auriculaire après excitation des accélérateurs au niveau de l'anneau de Vieussens. Troubles de la conductibilité auriculo-ventriculaire.*

L'excitation porte sur l'*anneau de Vieussens.* L'effet se traduit par la fibrillation auriculaire qui se manifeste deux tiers de seconde environ après le début de l'excitation. Elle est de très courte durée, une demi-seconde environ, puis le rythme commence à s'accélérer, lorsque cinq secondes et demie après l'oreillette se met de nouveau à fibriller pendant deux secondes environ, puis le rythme reprend de nouveau accéléré. Sur ce tracé on peut voir, en dehors de ces phénomènes, quelques pulsations de rythme lent au milieu d'un ensemble accéléré, et en plus de légers troubles de la conductibilité auriculo-ventriculaire manifestés par l'allongement de l'intervalle O-V. (Exp. Pers.).

de l'existence d'une alternance des oreillettes, malgré que ce fait a été beaucoup contesté. Henry Fredericq et Weekers ont pu constater aussi l'existence d'une alternance auriculaire sur des lambeaux découpés dans la paroi de l'oreillette droite du chien, pris dans la région comprise entre les orifices des deux veines caves. De notre côté, nous avons vu très fréquemment, pendant la tachysystolie des oreillettes, obtenue par l'excitation du premier ganglion thoracique droit ou même de l'anneau de Vieussens, une alternance auriculaire très nette, comme on peut le voir sur la figure 23.

Rapprochons cette constatation, d'une part, des observations cliniques de Huber, Vaquez, Hoffmann, Lomel, qui ont observé l'apparition d'un pouls alternant au cours de la tachycardie paroxystique et des recherches expérimentales de Henry Fredericq, qui a observé que l'excitation de l'anneau de Vieussens, chez des chiens intoxiqués par le chloral, fait apparaître, en même temps que l'accélération, une alternance du pouls bien évidente. Il est vrai que, dans ces observations, il ne s'agit pas d'une alternance de l'oreillette, mais du pouls artériel; néanmoins, elles indiquent la possibilité de la production d'une alternance cardiaque par l'excitation des filets accélérateurs, comme nous l'avons constaté d'une façon indiscutable pour l'alternance de l'oreillette.

c) Fibrillation ventriculaire.

Si l'excitation du sympatique droit ou de l'anneau

de Vieussens entraîne la fibrillation auriculaire, l'excitation du sympathique gauche peut donner lieu à la

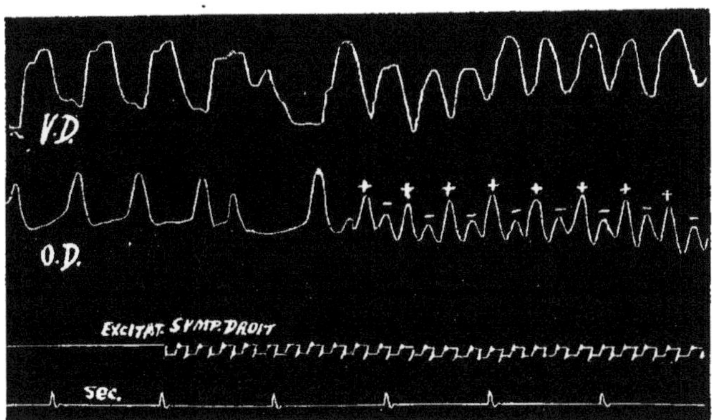

Fig. 23. — *Tachysystolie auriculaire provoquée par l'excitation du ganglion premier thoracique droit. Alternance auriculaire. Etat intermédiaire entre la fibrillation et l'accélération régulière.*

V. D., ventricule droit; D. O., oreillette droite. Le temps est maren secondes. Le sympathique droit est préparé et on excite par un courant de faible intensité le ganglion premier thoracique droit. L'effet se traduit tout d'abord par l'apparition d'une extrasystole auriculaire, suivie d'une contraction ventriculaire, puis le rythme auriculaire s'accélère d'une façon très manifeste. Le rythme auriculaire, de 120 passe à 250-260 environ par minute. Le rythme ventriculaire aussi s'accélère d'une façon régulière. On peut se rendre compte sur le tracé que le nombre des contractions ventriculaires est la moitié de la fréquence auriculaire $\frac{\text{R. A.}}{\text{R. V.}} = \frac{2}{1}$. Il y a une contraction ventriculaire toutes les deux pulsations auriculaires. Il s'agit là *d'une tachysystolie* auriculaire très nette. En plus, on voit qu'il y a des phénomènes d'alternance auriculaire, jugés par la succession régulière d'une contraction alternativement faible et forte. (Exp. Pers.)

fibrillation ventriculaire. La fréquence avec laquelle on obtient ce phénomène est de 35 pour 100 environ dans nos expériences. Quelquefois, cependant, il y a nécessité de faire l'excitation simultanée du sympathique des deux côtés. Pour la production de cette fibrillation, il faut des courants faibles ou de moyenne intensité.

C'est surtout un phénomène qui se manifeste aussi au début de l'excitation du sympathique. Il persiste pendant 3, 4, 5 à 8 secondes, puis fait place à l'effet de l'accélération du rythme. Cette fibrillation, ordinairement, est tout à fait passagère. Quelquefois, cependant, comme nous avons vu dans un cas après excitation des deux sympathiques, elle peut être définitive, mortelle; le ventricule ne reprend plus son rythme et le cœur meurt à cause de l'arrêt de la circulation. La fréquence du rythme ventriculaire, en pareil cas, est variable de 400 à 500 et même plus.

Pendant la fibrillation ventriculaire, le rythme de l'oreillette reste à peu près normal. Il devient seulement un peu plus rapide et c'est surtout une diminution de l'amplitude de la systole auriculaire qu'on observe. Il est à signaler que le passage du rythme normal à la fibrillation se fait par des *extrasystoles* ventriculaires ou même auriculaires, et très souvent aussi on peut voir des extrasystoles au moment du passage de la fibrillation au rythme normal.

d) **Tachysystolie ventriculaire.**

Dans quelques cas d'excitation du sympathique gauche on peut voir un état de fibrillation ventriculaire caractérisé par la petite fréquence et l'amplitude plus

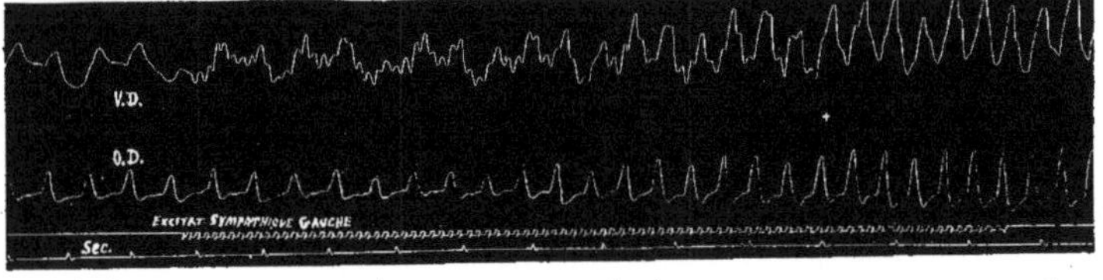

Fig. 24. — *Fibrillation ventriculaire après excitation du sympathique gauche.*

Cette fibrillation est obtenue par un courant de moyenne intensité. Les ondulations ventriculaires sont très évidentes et d'un rythme très rapide, qui paraît diminuer de fréquence dans la suite. La durée est de sept à huit secondes, puis le rythme s'accélère d'une façon régulière. Le rythme auriculaire, pendant la fibrillation des ventricules, dans le cas présent, a diminué d'amplitude, pour augmenter au contraire après la fin de la fibrillation, comme cela se passe habituellement pendant l'excitation des accélérateurs. (Exp. Pers.).

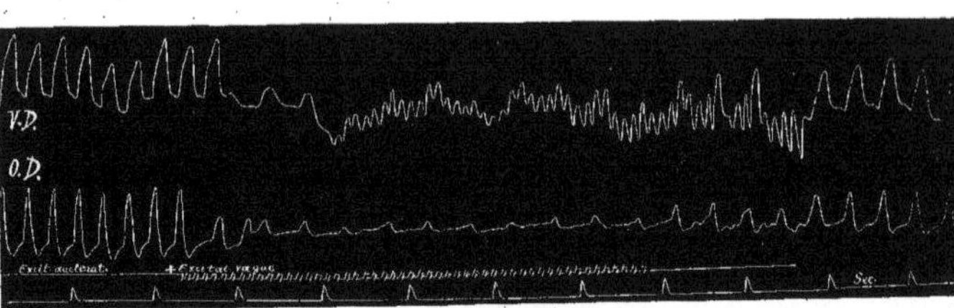

FIG. 25. — *Fibrillation ventriculaire après excitation simultanée des accélérateurs et du vague.*

Dans cette expérience, les accélérateurs sont excités avec un courant d'intensité suffisante. Nous obtenons ainsi une accélération importante et régulière. Au moment du maximum de l'effet des accélérateurs, on excite le pneumogastrique droit par un courant de faible intensité. Nous voyons aussitôt après l'apparition *d'extrasystoles auriculaires et ventriculaires* et, deux secondes environ après, l'apparition des mouvements fibrillaires des ventricules de grande amplitude. La durée du phénomène est de six secondes. Les mouvements des contractions ventriculaires deviennent de plus grande amplitude avant la reprise du rythme normal. Le rythme auriculaire pendant la fibrillation ventriculaire a considérablement diminué d'amplitude en même temps qu'il est devenu lent et arythmique. Les petits mouvements fibrillaires qu'on voit sur le tracé auriculaire sont des mouvements transmis par les ventricules. (Exp. Pers.)

grande des contractions ventriculaires. En effet, on trouve 250, 280 à 300 battements ventriculaires qui sont le plus ou moins bien réguliers; on trouve aussi toujours un certain rapport entre la fréquence du rythme ventriculaire et auriculaire. C'est donc une tachycardie régulière qu'il faut distinguer de la fibrillation. Ainsi nous trouvons dans nos expériences :

$$\frac{\text{R. V.}}{\text{R. A.}} = \frac{3}{1} \text{ ou } \frac{\text{R. V.}}{\text{R. A.}} = \frac{4}{1}$$

Cette tachysystolie ventriculaire se voit aussi au début de l'excitation des accélérateurs, et elle est également d'une courte durée. Dans quelques cas, elle peut être suivie d'une véritable fibrillation, tandis que, dans d'autres, elle peut se manifester après une véritable fibrillation. La tachysystolie ventriculaire doit être considérée aussi comme un état moins prononcé de la fibrillation ordinaire, un état intermédiaire entre la fibrillation et l'accélération simple (voir fig. 26).

Action favorisante de l'excitation des vagues sur la production de la fibrillation. — Nous avons observé à plusieurs reprises que l'excitation des vagues était une condition favorable pour la production de la fibrillation par faradisation directe. C'est ainsi qu'avec des courants incapables de produire la fibrillation auriculaire par l'application directe sur les parois auriculaires, nous obtenions des fibrillations de petite durée pendant l'excitation des pneumogastriques avec des courants de moyenne intensité. Il y a donc à noter dans ces expériences l'action favorisante des

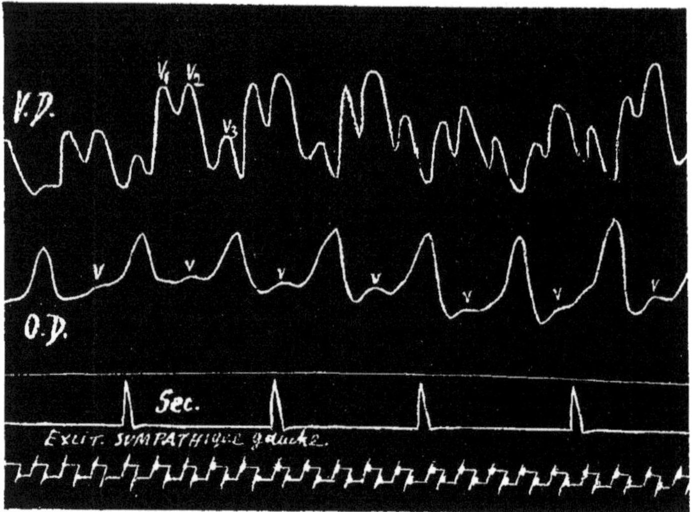

Fig. 26. — *Tachysystolie ventriculaire obtenue par l'excitation des accélérateurs. Etat intermédiaire entre la fibrillation et l'accélération.*

L'excitation est faite par un courant de faible intensité un petit peu en amont du ganglion premier thoracique gauche. On voit l'accélération du rythme ventriculaire d'une fréquence de 250 à 260 environ par minute. Le rythme auriculaire, au contraire, est resté lent. $\frac{R.V.}{R.A.} = \frac{3}{1}$. Il y a une contraction auriculaire pour trois contractions ventriculaires. Il s'agit là vraiment d'un état intermédiaire entre le phénomène de la fibrillation ventriculaire et l'accélération simple. (Exp. Pers.).

pneumogastriques sur la production du phénomène de la fibrillation. Ces constatations sont en accord avec les observations de Rotheberg, Winterberg et Lewis.

4° FIBRILLATION PAR EXCITATION SIMULTANÉE DES VAGUES ET DES ACCÉLÉRATEURS

Dans une autre série d'expériences on a étudié les effets de l'excitation simultanée de deux systèmes cardiorégulateurs au point de vue de la production du phénomène de la fibrillation. C'est ainsi que nous avons vu quelques cas de fibrillation se produire dans les conditions suivantes :

1° Après excitation simultanée de deux accélérateurs et du vague droit, il se produit quelquefois la fibrillation auriculaire. En pareil cas, on voit souvent des extrasystoles soit au début, soit à la fin de la fibrillation.

Dans un cas, nous avons vu après excitation simultanée du vague gauche et du sympathique droit, la fibrillation ventriculaire se manifester après une petite pause et presque en même temps la fibrillation auriculaire. Le rythme est revenu à la normale deux secondes après la fin de l'excitation.

2° Après excitation du pneumogastrique droit, ou plus rarement du gauche, au moment du maximum de l'influence de l'excitation du sympathique droit, on peut voir se produire la fibrillation auriculaire (pendant cette excitation).

3° Après excitation du pneumogastrique droit au moment du maximum de l'influence du sympathique gauche, ou même des deux, on peut voir la fibrillation

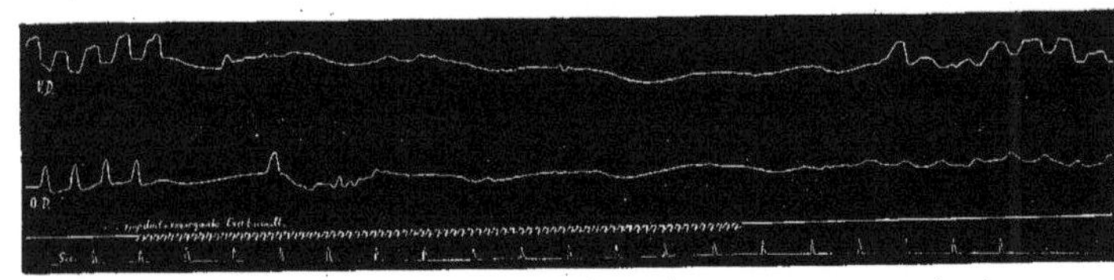

FIG. 27. — *Fibrillation ventriculaire et auriculaire après excitation simultanée des vagues et des accélérateurs.*

Le sympathique droit et le vague gauche sont excités en même temps avec un courant de faible intensité. Après un petit arrêt, le ventricule commence à fibriller. Les mouvements fibrillaires sont à peines perceptibles. L'oreillette aussi se met à fibriller deux secondes après la fibrillation ventriculaire. Après la fin de l'excitation, le rythme reprend normal. (Exp. Pers.).

ventriculaire en même temps que des extrasystoles apparaissent pendant cette excitation.

4° Après excitation des vagues au moment de l'accélération maxima donné par l'excitation des accélérateurs, on peut voir quelques secondes (une, deux) après cessation de l'excitation du vague, la fibrillation auriculaire qui, exceptionnellement en pareil cas (1 cas), peut gagner dans la suite les ventricules.

5° FIBRILLATION D'ORDRE RÉFLEXE PAR EXCITATION SENSITIVE APRÈS COMPRESSION DES GLOBES OCULAIRES

Parmi les effets les plus rares, il est vrai, qu'on puisse voir pendant la compression oculaire, c'est la production de la fibrillation auriculaire.

Voici les conditions dans lesquelles j'ai observé ce phénomène :

1° Chez le chien normal, j'ai observé parmi un grand nombre d'expériences que j'ai faites, une fois seulement la fibrillation auriculaire se manifester au cours d'une compression oculaire prolongée des deux yeux. Elle a été de très courte durée, de trois secondes environ, suivie d'un rythme ventriculaire lent et irrégulier, puis le rythme a repris normal.

2° Dans deux autres cas j'ai observé aussi la fibrillation auriculaire se produire chez deux chiens à moelle sectionnée à la hauteur de la 7e vertèbre cervicale (voir fig. 28). La compression oculaire faite alors que le rythme était simplement ralenti donnait lieu à la fibrillation auriculaire et de très courte durée, faisant place à une dissociation auriculo-ventriculaire. Pendant la fibrillation, le rythme ventriculaire devenait un peu irrégulier, mais il était nettement ralenti. Après injection d'atropine dans ces cas, à partir de la quinzième à la vingtième minute, on ne pouvait plus obtenir la fibrillation.

3° Enfin, dans un quatrième cas, j'ai observé la fibrillation auriculaire, après injection préalable de pilocarpine. Dans ce cas aussi, la compression oculaire faite pendant la bradycardie consécutive à l'injection de cette substance donnait lieu à la fibrillation, après une compresssion binoculaire forte et prolongée, d'une petite durée de deux à cinq secondes, et, à un moment donné, nous avons pu obtenir la fibrillation auriculaire pendant toute la durée de la compression. Dans tous ces cas, le rythme ventriculaire restait lent.

Chez l'homme, la constatation de la fibrillation après compression oculaire est aussi une rareté. Ferralis et Pezzi disent avoir observé dans un cas une fibrillation auriculaire de très courte durée se produire au cours de la compression oculaire (ils n'ont pas publié de graphique). Nous avons observé, de notre part, un cas chez l'homme après une injection intraveineuse de pilocarpine. La compression oculaire faite pendant ce temps produisait des *extrasystoles*, et, en plus, on constatait sur le pouls veineux de petites ondulations, dues certainement à la fibrillation auriculaire (voir fig. 29). Nous signalons encore ici le rôle favorisant de la *pilocarpine* sur la production de la fibrillation.

Les faits que nous venons d'exposer, malgré leur

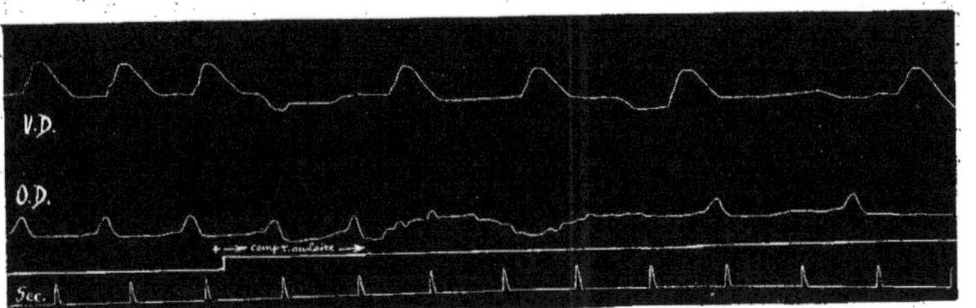

Fig. 28. — *Fibrillation d'origine réflexe après compression des globes oculaires.* (Effets rares.)

O. D. = oreillette droite. V. D. = ventricule droit. Le temps est marqué en secondes.

Chien à moelle cervicale sectionnée. La compression oculaire est faite au moment où le rythme cardiaque présente un ralentissement total. La fibrillation se manifeste deux secondes après. Sa durée est de quatre secondes et fait place à une dissociation (phénomène très fréquent en pareil cas d'après nos constatations personnelles) auriculo-ventriculaire. Le rythme ventriculaire reste lent pendant la fibrillation momentanée des oreillettes. (Exp. Pers).

extrême rareté, n'en sont pas moins intéressants, car ils montrent que non seulement une excitation portant directement sur les troncs nerveux est capable de produire la fibrillation, *mais aussi qu'une simple excitation sensitive d'ordre réflexe peut donner lieu, par un mécanisme un peu différent, il est vrai, mais toujours par l'intermédiaire de l'excitation du système nerveux extrinsèque du cœur et aboutir en définitive au même résultat.*

Mécanisme de la fibrillation nerveuse.

Telles sont nos constations et expériences résumées poursuivies depuis trois ans environ sur la fibrillation produite par voie nerveuse. Des recherches bibliographiques nous ont permis de trouver dans ces dernières années, les recherches de quelques auteurs qui ont pu voir des phénomènes semblables qu'ils considèrent comme des exceptions; en particulier les recherches de Lewis, Hewlet, Knolle, Cushny, Ritchie, qui ont vu quelquefois des phénomènes de fibrillation après excitation des vagues.

Rothberger et Winterberg ont vu aussi, dans des expériences publiées ce dernier temps, la fibrillation cardiaque surtout après l'excitation synchrone des vagues et des accélérateurs.

Dans nos expériences, cependant, nous voyons que le phénomène de la fibrillation, soit auriculaire, soit même ventriculaire, est une constatation assez fréquente et qu'elle peut s'observer de façons multiples, soit par l'excitation isolée des vagues, soit par celle

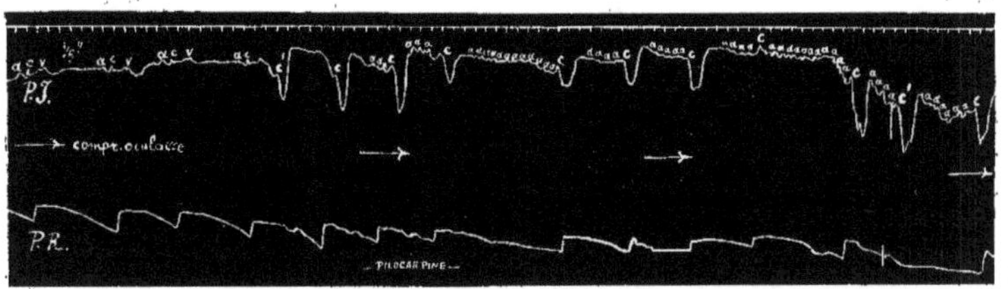

Fig. 29. — *Action favorisante de la pilocarpine sur la production de la fibrillation auriculaire et des extrasystoles par la compression oculaire.*

P. J., pouls jugulaire; P. R., pouls radial. Il s'agit d'un sujet qui a reçu une injection sous-cutanée de 0 gr. 01 de pilocarpine. La compression des globes oculaires, pendant ce temps, provoquait *des extrasystoles* et des longues pauses cardiaques, pendant lesquelles on pouvait voir sur le phlébogramme une série de petites ondulations dues, certainement, à la fibrillation des cavités auriculaires.

Les extrarystoles sont visibles d'une part sur le tracé du pouls radial et d'autre part sur le tracé du pouls veineux (marquées par c'). Les mouvements fibrillaires des oreillettes sont désignées par la lettre a. Le temps est marqué en haut en 1/5 de seconde et nous permet de compter 600 environ contractions fibrillaires de l'oreillette par minute. Avant l'injection de pilocarpine, il était impossible d'obtenir ni la fibrillation, ni les phénomènes extrarystoliques par la compression oculaire (Observ. Pers.).

des accélérateurs, soit par l'excitation simultanée de ces deux systèmes cardiorégulateurs, soit enfin sans excitation directe de ces deux ordres, des nerfs extrinsèques du cœur, simplement par une section faite dans le lieu de leur origine dans la moelle épinière.

Ainsi, donc des excitations de nature différente et opposées telles que sections, excitations, agissent ellesmêmes sur les éléments nerveux de fonctions antagoniste et peuvent aboutir à la production du même phénomène. On comprendra qu'il en puisse être ainsi, si on se rappelle des expériences relatées plus haut.

Dans le cas d'irritation du pneumogastrique, la fibrillation est un effet tardif ou post-excitatoire de celle-ci, dû sans doute à un effet de fatigue du système cardiomodérateur, tandis que, dans le cas de l'excitation du grand sympathique, elle est, comme on peut le voir sur nos graphiques, un effet primitif de l'hyperactivité des éléments accélérateurs. Enfin, dans le cas de la section de la moelle, c'est une interruption des liaisons qui existent entre les centres qui règlent le rythme cardiaque. La section a comme effet d'empêcher l'action régulatrice et coordinatrice de ces deux centres sur le rythme cardiaque.

La fibrillation est due, dans tous ces cas, à un déséquilibre qui, de façons multiples, donne la prédominance au système accélérateur.

CHAPITRE III

ÉTATS CLINIQUES EN RAPPORT AVEC LA FIBRILLATION

LE DELERIUM CORDIS

Parmi les différentes arythmies observées en clinique, il en est une connue depuis longtemps sous différents noms. C'est une arythmie qui frappe aux yeux, qui peut se présenter d'une façon constante ou montrer des périodes d'amélioration relative ou passagère. Cette arythmie particulière n'avait pas échappé aux anciens auteurs qui la désignaient sous le nom de *delirium cordis*.

C'est à la suite des travaux sur le cœur de Gaskell, d'Engelmann, qu'une série de recherches a été faite sur ce sujet. En 1903, Hering étudie cette arythmie sous le nom de *pulsus irregularis perpetuus*, et depuis d'autres sous le nom d'*arythmie permanente*, de *folie cardiaque*, de *tachyarythmie*, d'*arythmie désordonnée*, d'*arythmie perpétuelle*, d'*arythmie complète*.

Les symptômes présentés par les malades sont des plus variables : ils consistent en général en dyspnée d'effort, suffocation, oppression, arrivant jusqu'à l'orthopnée ou phénomènes de dyspnée paroxystique.

Ce sont des sujets qui, en général, présentent différents symptômes dus à une stase, à une congestion passive, due elle-même au mauvais fonctionnement du cœur.

C'est ainsi qu'ils présentent de la cyanose, de la congestion hépatique, des œdèmes viscéraux ou pulmonaires, des bronchites, des épanchements doubles dus à la congestion des bases, de l'albumine dans les urines, signe d'une congestion passive simple du rein ou des altérations plus profondes ; ils ont de l'insomnie et différents troubles digestifs.

Du côté de l'appareil cardiovasculaire, ils présentent de l'hypertrophie ou de la dilatation cardiaque, un état particulier d'irritabilité cardiaque, des palpitations, des douleurs précordiales et surtout de l'arythmie et de l'insuffisance cardiaque.

Le début, en général, de l'affection est très difficile à préciser.

La maladie commence insidieusement et ce n'est que lorsque les troubles fonctionnels sont avancés que le malade s'en aperçoit. Cette arythmie peut se présenter aussi au cours des différentes maladies valvulaires.

C'est ainsi qu'on peut distinguer deux phases : *a)* la première phase du début, et *b) la deuxième phase finale de l'arythmie permanente.*

Dans la *première phase*, les malades ont des petits troubles fonctionnels, de la dyspnée d'effort, des palpitations, des troubles vaso-moteurs auxquels peu à peu s'ajoutent les symptômes d'insuffisance cardiaque. En général, ces troubles s'installent progressivement et insidieusement.

Dans la *deuxième période*, les phénomènes cardiaques sont plus accusés, l'arythmie est constante et très prononcée. On observe des crises de tachycardie irrégulière avec extrasystoles ou d'autres variétés arythmiques, qui passent pour revenir ensuite, différents troubles fonctionnels et enfin tout le tableau clinique de l'insuffisance cardiaque.

Si le début de cette maladie est insidieux dans la majorité des cas, il est cependant des cas dans lesquels les manifestations cardiaques surviennent d'une façon aiguë : c'est la forme paroxystique de l'arythmie complète (Clarac). Dans ces cas décrits par Vaquez et Emmanuel, la crise paroxystique survient à la suite d'un effort quelconque ou d'une autre maladie accidentelle et se manifeste par une tachycardie irrégulière, qui, ordinairement, passe pour réapparaître dans la suite à des intervalles très variés. Dans les cas de Vaquez, l'arythmie complète en pareille circonstance évolue par crises successives de plus en plus de plus longue durée et plus rapprochées les unes des autres, et, habituellement, après une évolution de quatre à seize ans, l'arythmie permanente s'installe d'une façon définitive. C'est la forme paroxystique progressive de l'arythmie perpétuelle de M. Vaquez.

L'évolution de la maladie est habituellement lente si les malades ne succombent pas à la suite d'un paroxysme, de phénomènes asystoliques aigus, ou d'une maladie intercurrente qui puisse aggraver le fonctionnement de l'organe cardiaque. En général, la survie est longue; elle est de cinq à six ans dans les cas de Janowsky, de dix à quinze ans dans les cas de

Mackenzie. Il en est de même des cas publiés par Clarac; et nous connaissons personnellement le cas d'une femme au Pirée qui, depuis trois ans, supporte très bien son affection, et à part les crises qu'elle présente de temps à autre, cela ne l'empêche pas d'exercer son métier de couturière. La mort survient habituellement par insuffisance cardiaque ou par une autre maladie accidentelle. Enfin différents auteurs, Hering, Wenckenbach, Lewis, Cushny, Heitz et Clarac, ont signalé la possibilité de la mort subite dans l'arythmie permanente. Dans quelques-uns de ces cas où l'autopsie a été faite on n'a rien trouvé, constatation qui est d'une grande valeur au point de vue des rapports entre la fibrillation et l'arythmie complète.

L'arythmie complète telle que nous venons de la décrire, peut se présenter soit chez des sujets absolument sains, soit chez les porteurs déjà de lésions valvulaires aortiques ou myocardiques du cœur, soit au cours d'infections différentes (syphilis, rhumatisme), chez des brightiques, et dans différentes intoxications (alcoolisme). Enfin, en cas d'asystolie cardiaque, cette arythmie peut apparaître quelle qu'en soit la cause.

Renseignements fournis par l'étude des sphygmogrammes dans l'arythmie complète. — Le fait dominant de cette maladie, c'est l'arythmie. La fréquence des pulsations ventriculaires est variable. Tantôt le cœur est lent avec un rythme de 50 à 60; tantôt le rythme est rapide, 100 à 160; tantôt enfin le rythme peut rester normal. Dans bien des cs, on a des extrasys-

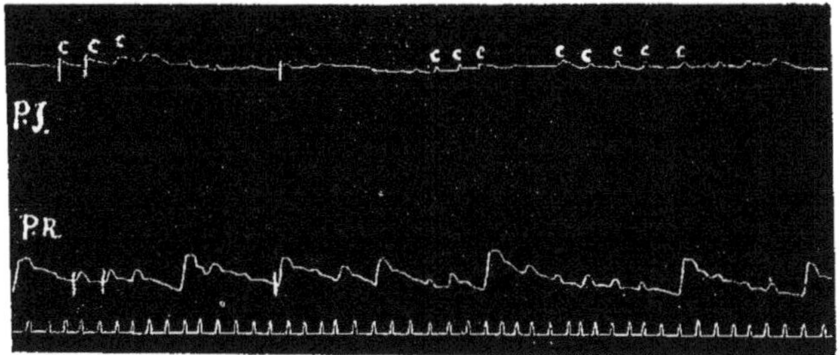

Fig. 30. — *Arythmie complète.*

Tracé du pouls veineux et du pouls radial recueilli chez un sujet atteint d'arythmie complète. Le temps est marqué en un cinquième de seconde. On voit sur le tracé veineux l'absence de toute onde présystolique due indiscutablement à la fibrillation des oreillettes. Il n'y a que l'ondulation c, qui est visible sur le phlébogramme (Obs. Pers.)

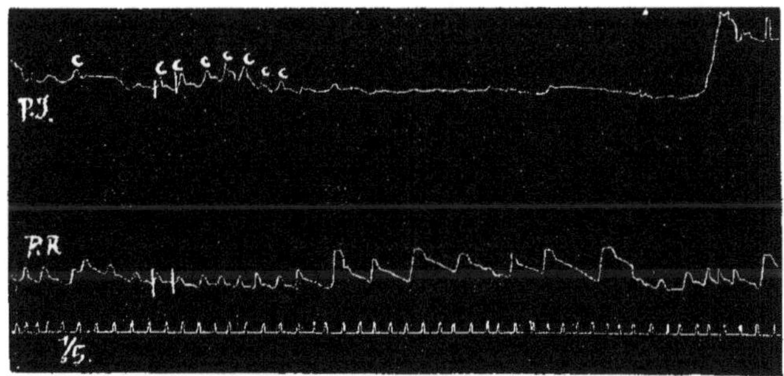

Fig. 31. — *Accès de tachycardie dans un cas d'arythmie complète.*

P. J., pouls jugulaire; P. R., pouls radial. Le temps est marqué en un cinquième de seconde. Ce graphique appartient au même sujet que celui de la figure précédente. On y constate aussi l'absence de la contraction auriculaire et la persistance seulement de l'onde ventriculaire (Obs. Pers.).

toles et, pendant les crises, on dénote une augmentation considérable de la fréquence des pulsations; mais dans tous les cas, la pulsation radiale qui n'indique que ce qui se passe dans le ventricule gauche, est incapable de nous donner des renseignements précis et il faut ainsi avoir recours à des méthodes plus analytiques. Les renseignements fournis par l'étude du pouls sont : l'irrégularité des pulsations, l'accélération du rythme, la bradycardie, les extrasystoles, enfin le polymorphisme des sphygmogrammes.

Renseignements tirés de l'étude des phlébogrammes dans l'arythmie complète. — Parmi les phénomènes les plus constants c'est : *a)* la disparition de l'onde présystolique et la forme ventriculaire du pouls veineux; *b)* la présence de petites trémulations à rythme rapide qu'on peut voir nettement dans les cas où il y a une longue pause ventriculaire. En plus, on peut voir des extrasystoles dont l'analyse montre qu'elles sont tantôt auriculaires (Lewis, Hewlett), tantôt ventriculaires (Lewis), enfin, dans d'autres cas, atrio-ventriculaires. Dans quelques cas, on peut voir parmi toutes ces irrégularités, quelques pulsations normales en même temps que l'apparition de l'onde présystolique.

Renseignements tirés de l'étude des tracés électrocardiographiques dans l'arythmie complète. — Ce sont surtout les travaux de Lewis qui ont montré ces constatations électro-cardiographiques en pareil cas, qui sont les suivantes :

a) L'absence de l'accident P et la présence des petites oscillations nées dans les oreillettes d'un rythme bien rapide;

b) Variations différentes de l'accident R, dont la grandeur est indépendante de la longueur de la pause ventriculaire qui précède et de l'amplitude du pouls radial correspondant;

c) Variations et déformations de l'accident T, Forme diphasique bien souvent.

THÉORIES PROPOSÉES POUR L'EXPLICATION DU MÉCANISME DE L'ARYTHMIE PERPÉTUELLE

Ce fut surtout depuis l'application de la méthode graphique en clinique qu'on a pu donner une explication caractérisée de l'arythmie complète. Déjà depuis longtemps, Dehio et Redazewski, Merklen et Rabé, soupçonnaient des lésions auriculaires dans la production de cette arythmie. Ce fut Mackenzie le premier qui, en 1902, dans son livre intitulé: *The study of the pulse*, parle de parésie et d'asthénie auriculaire dans certaines arythmies.

THÉORIE DE L'ASTHÉNIE OU PARALYSIE AURICULAIRE

Mackenzie se basant sur l'absence de l'ondulation *(a)*, sur les tracés veineux dans certaines arythmies et en particulier celles qui accompagnent le rétrécissement mitral, émet l'idée d'une paralysie de l'oreillette. Mais en ce moment, il n'est pas encore question de l'arythmie perpétuelle. Différents auteurs, à la suite des travaux de Mackenzie, se rangent à cette opinion parmi lesquels il faut citer Schomol et Rothnberg. Plus tard, Mackenzie donnait une preuve de la réalité de la paralysie auriculaire par la disparition du roulement présystolique de la pointe dans des cas de sténose mitrale. En effet, il avait constaté que, dans quelques cas de rétrécissement mitral, le roulement présystolique disparaissait aussitôt que l'arythmie en question se présentait; et comme on attribue ce bruit pathologique à l'activité de l'oreillette gauche, vu la synergie fonctionnelle des deux oreillettes, on devrait incriminer la paralysie des oreillettes. Cette deuxième explication était déjà en faveur d'une autre théorie que nous verrons dans la suite, supposant en plus des troubles de la conductibilité. A cette théorie de Mackenzie, on avait reproché, d'une part, que, dans l'arythmie perpétuelle, il y a des périodes de rythme normal; or, on ne pourrait pas comprendre cette paralysie intermittente de l'oreillette; d'autre part, cette paralysie devrait entraîner des phénomènes asystoliques du cœur droit, ce qui n'est pas la règle en pareille circonstance. D'ailleurs, Mackenzie lui-même abandonna cette théorie ayant constaté dans quelques cas d'autopsie l'hypertrophie des parois auriculaires, constatation complètement opposée à sa théorie.

THÉORIE DU SYNCHRONISME AURICULO-VENTRICULAIRE PAR BLOCK SINO-AURICULAIRE

C'est la théorie proposée par Wenckebach, à la suite de différentes expériences physiologiques d'Engelmann, Hering, Lohman, Cushny, montrant la possibilité de produire d'une part, des dissociations entre le rythme auriculaire et ventriculaire, et d'autre part, la production des contractions synchrones des oreillettes et des ventricules. Ainsi Wenckebach explique l'absence de l'ondulation *(a)*, non pas par la paralysie de l'oreillette mais par son absence dans la présystole, la contraction auriculaire coïncidant avec la contraction des ventricules. Ce synchronisme auriculo-ventriculaire serait attribuable à des lésions intéressant le nœud sino-auriculaire. La théorie de Wenckebach avait été acceptée et les nombreuses observations anatomopathologiques, en particulier celles de Freund, de Hedinger et de Schonberg, montrant des lésions au niveau de la région sino-auriculaire plaidaient en faveur de cette théorie.

THÉORIE DU SYNCHRONISME AURICULO-VENTRICULAIRE PAR DÉPLACEMENT DU STIMULUS NORMAL DU CŒUR

Cette théorie semblable à la précédente, elle diffère de l'autre par le mécanisme de sa production.

Mackenzie abandonnant sa théorie de la paralysie auriculaire, adoptait une autre dans laquelle l'absence de l'ondulation *(a)* sur des phlébogrammes serait due, non plus à La paralysie de l'oreillette, mais à son défaut de production dans sa place normale (présystole). Elle serait ainsi retardée et coïnciderait avec lacontraction des ventricules. Cette coïncidence des contractions auriculaires et ventriculaires constitue ce qu'il a appelé le rythme nodal. Ce rythme nouveau supposerait un déplacement du lieu d'origine de la contraction cardiaque du sinus à un point intermédiaire entre les oreillettes et les ventricules, près du nœud de Tawara, ou une suractivité à la suite de lésions irritatives de la région, telle qu'il y aurait la naissance d'un nouveau stimulus, qui susciterait la contraction simultanée des oreillettes et des ventricules, avant que le stimulus normal du sinus, ait le temps de se produire.

THÉORIE DE LA FIBRILLATION AURICULAIRE
TRAVAUX DE LEWIS

Wenckebach, en 1907, décrit sur les tracés veineux dans l'arythmie complète de petites ondulations de rythme rapide pendant les pauses ventriculaires, mais il ne parle pas de fibrillation auriculaire.

Ce fut la même année, en 1907, que Cushny et Edmunds[1], à l'aide de la méthode graphique, pour la première fois expriment l'idée de la fibrillation auriculaire comme cause de l'arythmie complète, en montrant l'identité de la fibrillation expérimentale du

[1] Cushny et Edmunds, *Americ. Journal of méd. Science*, 1907, p. 66.

chien avec les phénomènes auriculaires et ventriculaires observés dans le pouls irrégulier perpétuel chez l'homme.

Plus tard, Krause et Nicolaï, Hering, Einthoven, Rothberger et Winterberg, à la suite de la découverte de la corde d'Einthoven étudient le pouls irrégulier perpétuel par la méthode électrocardiographique. Enfin, ce sont les *travaux* admirables *de M. Lewis* qui, par l'étude électrocardiographique de la fibrillation expérimentale chez les animaux d'une part, et de l'arythmie complète chez l'homme, établit la parenté et l'identité absolue de la fibrillation auriculaire expérimentale avec les phénomènes auriculaires et ventriculaires observés chez l'homme dans l'arythmie complète.

Voici, d'après Lewis (dans son travail sur le mécanisme des battements cardiaques), les caractères communs obtenus par les méthodes graphiques dans la fibrillation auriculaire expérimentale et dans l'arythmie complète chez l'homme.

Caractères des tracés du pouls radial :

1° Accélération du rythme par rapport au rythme normal.

2° Irrégularité complète.

3° Absence de relation fixe entre la force d'un battement et la longueur de la pause qui précède.

4° Plusieurs battements ventriculaires n'influencent pas les artères, et on trouve ainsi des pulsations de tout aspect et de rapports extrêmement variables entre elles.

Caractères des tracés veineux :

1° Forme ventriculaire du pouls veineux. Absence de l'ondulation (α).

2° Variation de la forme de chaque battement du pouls veineux, sous certaines conditions (forme à plateau, etc.).

3° Présence pendant la diastole de rapides ondulations de la pression veineuse quand le cœur bat lentement.

Caractères des électro-cardiogrammes :

1° Présence de variations irrégulières R.

2° Absence de relations fixes entre la hauteur de R et la longueur de la pause ventriculaire précédente. Absence de relation entre la hauteur de R et celle des ondulations correspondantes du pouls artériel ou du cardiogramme.

3° La variation T est déformée dans les dérivations prises aux extrémités des membres, mais reste nette et de forme normale dans les dérivations partant du cœur lui-même.

4° Absence de la variation d'origine auriculaire P.

5° Présence d'oscillations nées dans l'oreillette ou dans son voisinage, persistant pendant tout le cycle cardiaque, rapides, disparaissant enfin quand le rhythme normal se rétablit.

Ce tableau qui indique les modifications communes de la fibrillation auriculaire expérimentale et de l'arythmie complète ne laisse aucun doute sur leur identité.

Cependant, on a objecté contre la théorie de la fiibrillation auriculaire : *a)* et qu'il est impossible qu'il puisse exister chez l'homme cet état de fibrillation à l'état permanent, alors que la fibrillation auriculaire expérimentale est un phénomène de courte durée ; *b)* que la survie longue du sujet, dans ces conditions, ne serait pas possible. Mais on peut objecter, au premier argument qu'on peut expérimentalement, dans certaines circonstances, par des excitations fortes et prolongées, obtenir une fibrillation de très longue durée, et je rapporterai personnellement le cas de la fibrillation spontanée après section de la moelle qui est d'une très longue durée. D'ailleurs, la vie chez un sujet à oreillettes qui fibrillent n'est pas rendue impossible, parce que le rôle de l'oreillette est très limité, et c'est surtout le ventricule qui joue le rôle nécessaire dans le mécanisme hydraulique de la circulation générale indispensable pour l'entretien de la vie.

Comme le fait observer Lewis, les oreillettes ne sont pas indispensables au fonctionnement du cœur. Elles jouent, en effet, simplement le rôle des réservoirs. La circulation du sang est possible malgré la fibrillation auriculaire. Les contractions ventriculaires sont irrégulières, fortes ou même bien faibles, mais toutes concourent à faire passer le sang de veines aux artères.

Enfin, M. Lewis a pu observer chez les animaux, en particulier chez le cheval, une arythmie absolument comparable, cliniquement à l'arythmie complète de l'homme. La prise des tracés dans un tel cas montrait qu'il s'agissait de fibrillation auriculaire. En plus, après l'ouverture du thorax, on a pu constater les parois auriculaires qui étaient en état de fibrillation.

Il ne reste donc aucun doute, et presque tous les auteurs aujourd'hui sont d'accord sur ce point que, dans le *délirium cordis, l'arythmie ventriculaire est la conséquence de la fibrîllation des oreillettes, comparable au rythme affolé des ventricules consécutif et la fibrillation auriculaire expérimentale des physiologues.*

Influence de la compression des vagues au cou dans l'arythmie complète.

Wenckebach a montré que la compression des vagues au cou dans quelques cas ralentit les battements cardiaques et tend à régulariser le pouls.

Influence de « l'épreuve de la compression oculaire » sur l'arythmie ventriculaire de l'arythmie perpétuelle.

Nous avons appliqué cette méthode sur 3 cas, que nous avons eu l'occasion d'observer. Tous ces cas ont été influencés et c'est ainsi que dans tous le pouls est modifiédans le sens du ralentissement.

Premier cas, avant la compression oculaire, pouls à 140; après compression, 100-111.

Deuxième cas, avant la compression oculaire, pouls à 115 ; après compression, 100–105.

Troisième cas, avant la compression oculaire, pouls à 130; après 90–80-70.

Pendant la compression oculaire, le pouls tend à se régulariser, sinon à devenir complètement régulier.

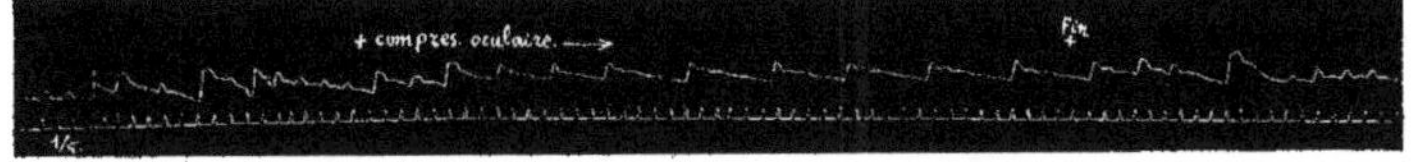

Fig. 32. — *L' « épreuve de la compression oculaire » dans l'arythmie complète.*

Ralentissement du rythme et disparition de l'arythmie après compression oculaire pendant un accès de tachycardie dans un cas d'arythmie complète. (Il s'agit du même sujet fig. 30 et 31.) Le rythme devient régulier à la suite de la compression oculaire, en même temps que les troubles des palpitations, accusés par le sujet disparaissent. (Obs. pers.)

Dans le troisième, parmi ces cas qui se rapportent au sujet dont nous donnons les tracés, l'effet était très évident. Le pouls devenait d'une régularité presque complète en même temps que lent, et l'arythmie réapparaissait aussitôt la compression levée. Dans ces cas, nous avons pu nous rendre compte de l'heureuse influence de la compression oculaire, sur les paroxysmes de tachycardie, accompagnés des phénomènes de suffocation, que ce sujet présentait souvent. La compression oculaire faite au moment d'un de ces paroxysmes, influençait la tachycardie et, en même temps, il soulageait la malade, de telle sorte que, depuis, elle se servait de cette méthode pour se soulager pendant ses crises (voir le tracé, fig. 32). Ces faits concordent avec les expériences physiologiques qui montrent l'influence des pneumogastriques sur le rythme ventriculaire pendant la fibrillation auriculaire dans un certain nombre d'expériences. Il est intéressant ici de signaler que, non plus une excitation directe, mais une excitation sensitive, d'ordre réflexe, peut influencer le rythme ventriculaire.

Action de l'atropine dans l'arythmie perpétuelle.

Avec une injection sous-cutanée de 0 gr. 001, ou mieux de 0 gr. 002, l'atropine agit sur le rythme ventriculaire, qu'elle accélère notablement à partir de la quinzième à la trentième minute.

Le traitement de l'arythmie complète.

On a employé en particulier la digitale et la strophantine dans le traitement de cette arythmie parmi une quantité d'autres, dont l'action se montre moins heureuse.

La digitale est, en effet, un médicament héroïque, aussi bien pour les phénomènes asystoliques qui peuvent apparaître au cours de cette maladie que pour l'arythmie.

Quelques auteurs déclarent avoir vu après ce traitement le retour à la normale du rythme. Mais cela est très contesté, et Hewlett et Clarac disent n'avoir jamais remarqué la reprise du rythme normal. L'effet, en réalité, qu'on observe habituellement est la diminution de la tachycardie ventriculaire et l'amélioration des phénomènes asystoliques s'ils en existent.

Nous avons personnellement observé l'action régulatrice de la digitale (employée comme digitaline cristallisée de Nativelle) sur l'arythmie, en même temps que le ralentissement du rythme. Clarac conseille l'administration de la digitaline cristallisée à des doses très fortes, 0 gr. 001, trois jours de suite, lorsque les faibles doses restent sans effet. Voici les conclusions résumées de cet auteur sur le rôle de la digitale dans la fibrillation auriculaire avec arythmie complète :

1° Parmi les indications de la digitale, la fibrillation auriculaire avec l'arythmie complète vient en première ligne. La digitale y trouve un maximum d'efficacité, par cette raison même qu'elle y trouve, pour ainsi dire, plus de torts à redresser.

2° La digitale agit à la fois sur le rythme cardiaque lui-même, qu'elle ralentit et régularise partiellement, et sur les manifestations de l'insuffisance cardiaque, qui rétrocèdent sous son influence.

3° Ces résultats semblent obtenus, non par renforcement du mécanisme interposé entre les excitations d'origine auriculaire et les contractions ventriculaires, mais par action directe sur le myocarde ventriculaire, dont elle diminue l'excitabilité et rend plus fortes et, par suite, plus efficaces les contractions.

4° La diminution de l'excitabilité du myocarde, en faisant disparaître les autres troubles arythmiques, en particulier les phénomènes extrasystoliques qui compliquent souvent la fibrillation auriculaire, tend à unifier le rythme cardiaque, et cette unification, même déterminée au profit de l'arythmie complète, permet au cœur de s'y adapter dans les conditions fonctionnelles favorables.

5° Enfin l'arythmie complète des rhumatisants est le terrain le plus favorable à l'action de la digitale.

Parmi la série des médicaments sous-cardiaques qui ont été employés dans le traitement de cette arythmie, il en est un qui mérite une mention spéciale : c'est la strophantine. Elle agit comme la digitale sur les manifestations arythmiques et asystoliques. Les résultats obtenus par ce médicament sont excellents, et cela surtout par la rapidité de son action. Employée par Lewis, Mackenzie, Hering, Cushny, Hormung, Clarac, etc., c'est surtout en injections intraveineuses qu'elle s'est montrée un médicament vraiment héroïque. La dose de 0 gr. 001 est déjà forte et présente du danger, à cause de son action énergique et rapide sur le cœur. C'est pour cette raison qu'elle a été employée surtout à des doses progressives fractionnées d'un cinquième, un quart, un demi, trois quarts de 0 gr. 001, répétées tous les jours ou en deux jours, suivant l'état et la tolérance du sujet.

Lésions anatomopathologiques du cœur dans l'arythmie perpétuelle.

Un mot sur l'*anatomie pathologique* de cette affection cardiaque. Les recherches de Lewis, Mackenzie, Radazenski, Heneken, Clarac, Schonberg, Draper, etc., montrent, en général, des lésions insignifiantes et quelquefois même l'absence complète des lésions anatomopathologiques. Dans quelques-unes de ces constatations, on note des lésions inflammatoires et fibreuses au niveau des parois auriculaires, en particulier de l'oreillette droite. Elles intéressent surtout la région sinusale, en particulier le nœud de Keith-Flack où elles prédominent. Mais on peut observer aussi différentes lésions insignifiantes dans le trajet du faisceau auriculo-ventriculaire. En général, ce sont des lésions inflammatoires à infiltration leucocytaire ou des lésions scléreuses n'ayant rien de particulier. M. Clarac a insisté sur la dilatation constante de l'oreillette droite et de l'orifice auriculo-ventriculaire droit.

Ces constatations anatomopathologiques ne peuvent pas expliquer la production de l'arythmie complète, car on peut observer des lésions semblables chez des sujets qui, pendant la vie, ont présenté un rythme absolument normal. *Il y a donc autre chose à côté de ces lésions qu'on constate, qui nous échappe pour expliquer le mécanisme de l'arythmie en cause et qui serait croyons-nous, de lésions nerveuses, non décelables toujours facilement par l'anatomopathologohistologie.*

Rapports de l'arythmie complète avec certaines tachycardies ou arythmies.

La théorie de la fibrillation auriculaire établie par Cushny et Edmunds et surtout par Lewis, comme nous l'avons vu, est celle qui, en principe, est acceptée aujourd'hui par tout le monde. L'arythmie ventriculaire, dans ce cas, s'explique par la fibrillation des oreillettes, absolument comme expérimentalement on peut voir ce phénomène. Cependant, dans les détails, quelques auteurs ne sont pas encore d'accord sur ce point. Schmoll pense que l'arythmie ventriculaire est due à une ataxie du myocarde, tandis que, pour Nikolaï, l'arythmie perpétuelle est une arythmie sinusale avec existence d'un rythme auriculaire modifié ou aboli. Suivant cette conception, une excitation sinusale se propagerait à travers les oreillettes qui, suivant les circonstances, réagiraient d'une façon variable, et de là cette excitation se transmettrait aux ventricules pour donner l'arythmie. Il admet ainsi deux variétés d'arythmie perpétuelle : « l'arythmie vera », dans laquelle les oreillettes conservent une certaine activité, « et l'arythmie perpétuelle proprement dite », dans laquelle les oreillettes resteraient complètement inactives.

MM. Gallavardin, Dumas et Croizier acceptent la fibrillation auriculaire, comme existante dans l'arythmie perpétuelle, mais elle serait un phénomène simplement concomitant de l'arythmie ventriculaire, qui serait une dégradation arythmique et indéchiffrable d'un rythme tachycardique régulier initial ou un résidu par block partiel d'excitations supérieures beaucoup plus nombreuses, mais irrégulièrement transmises. Ces excitations, pour M. Gallavardin, ne dépendraient pas de la fibrillation auriculaire, mais elles émaneraient plutôt d'un centre régulier et rapide supra-ventriculaire, indépendant de la musculature de l'oreillette, qui entrerait en jeu dès que les cavités auriculaires se mettraient à fibriller.

Quelques auteurs ont pu provoquer des arythmies complètes ventriculaires, sans fibrillation auriculaire (Clerc et Pezzi). Mais, malgré cela, il semble que la cause principale dc l'arythmie complète de l'homme est la fibrillation des oreillettes, et, s'il y a des doutes pour quelques cliniciens, c'est que les conditions cliniques ne sont presque jamais comparables aux expériences des physiologistes, qui peuvent être toujours les mêmes, à côté des conditions cliniques qui sont influencées de façons multiples par différentes causes morbides très variables, suivant les cas.

C'est ainsi qu'au cours de l'arythmie complète, on peut voir d'autres arythmies associées, telles que des troubles de l'excitabilité myocardique, extrasystoles, rythme bigéminé, ou troubles de la conductibilité auriculo-ventriculaire. Lewis, Vaquez, Esmein, Josué, Mackenzie, Gallavardin, ont signalé des rapports et la coexistence de la tachycardie paroxystique ou régulière avec l'arythmie perpétuelle.

Dans une observation de Gallavardin et Croizier, on voit la succession alternative d'une tachycardie paroxystique régulière d'origine auriculaire, en block auriculo-ventriculaire partiel, et ensuite en arythmie complète.

Il existe donc des rapports intimes entre les différents troubles arythmiques hétérogénétiques des oreillettes, tels que les extrasystoles, les tachycardies, la tachycardie paroxystique, les blocks, avec la fibrillation. Ces troubles, qui se manifestent habituellement isolés les uns des autres, peuvent se voir combinés de façons multiples avec la fibrillation.

Parmi ces différents troubles cliniques du rythme auriculaire, il en est un qui mérite une mention spéciale, car il se rapproche de la fibrillation auriculaire, mais qui se distingue plus ou moins nettement de cet état arythmique.

Tachysystolie auriculaire clinique.
Trémulation auriculaire ou *Auricular Flutter*.

C'est un état de tachy-arythmie qui se caractérise par une grande fréquence des contractions auriculaires. Les auteurs anglais Jolly et Ritchie et surtout Lewis, l'ont étudié sous le nom d'*Auricular Flutter*, (trémulation auriculaire). Cet état se rapproche beaucoup de la fibrillation auriculaire et peut être confondu avec elle, mais il se distingue cependant par quelques caractères propres qui sont les suivants :

1° Elle se caractérise par des contractions rapides, mais très évidentes et régulières, et de la même amplitude.

2° Le rythme auriculaire est de 200 à 350 environ à la minute.

3° Le rythme ventriculaire n'est pas affolé. Les ventricules se contractent rythmiquement, mais ils ne répondent pas à toutes les contractions auriculaires. Le ventricule bat de 70 à 150 environ. Les ventricules se contractent 2, 3, 4, 5 fois moins que les oreillettes. Dans la plupart des cas, on trouve que $\frac{\text{le rythme A.}}{\text{le rythme V.}}$ est constant, et égal à : $\frac{\text{R.A.}}{\text{R.V.}} = \frac{2}{1}, \frac{3}{1}, \frac{4}{1}, \frac{5}{1}$. Ce rapport peut changer d'un moment à l'autre.

4° Sur les tracés des jugulaires, on voit les ondulations *a* très nettement, alors que, dans la fibrillation, elles disparaissent ou on ne distingue que des petites ondes fibrillaires. Le pouls radial est régulier, quelquefois prend une certaine irrégularité sans atteindre jamais l'irrégularité de l'arythmie perpétuelle.

5° Sur les électrocardiogrammes, on voit nettement les ondes diphasiques P., régulières et bien marquées, alors que, dans la fibrillation, elles sont à peine marquées et très irrégulières. Les déviations Q, R, S, T sont normales.

Cliniquement, cet état peut se voir même chez des sujets normaux ou accompagner les lésions chroniques ou valvulaires du cœur.

Cowan (cité par Chauvet) a réuni 30 cas : 24 hommes et 6 femmes de quatorze à soixante-quatorze ans.

Dans 3 cas, il y avait une affection aortique, 9 fois une affection mitrale, 1 cas de symphyse cardiaque, 5 fois de l'hypertension, 9 fois de malades se plaignant de paroxysmes de tachycardie. Dans 3 cas, le cœur était normal. Sur 13 autres sujets, la tachysystolie passa à la fibrillation, et 3 moururent dans le service. Le pronostic est variable suivant l'état du cœur et la durée des paroxysmes. La tachysystolie peut se voir d'une façon passagère ou durer plusieurs années, comme dans le cas de Ritchie (sept ans). Rihl a observé un cas de tachysystolie dans lequel le ventricule ne répondait à la contraction de l'oreillette que tous les trois battements, d'une façon constante et régulière. MM. Laubry et Parvu ont présenté un cas à la Société Médicale des Hôpitaux de Paris, très intéressant, qui se rapporte à un malade qui, pendant sept ans, a présenté des crises paroxystiques de tachycardie, sans lésions valvulaires.

Ces crises après être devenues plus nombreuses, sans que dans leur intervalle ou dans leur décours on ait constaté un changement notable, ont disparu en apparence, pour faire place à une arythmie, et à une légère dilatation cardiaque permanentes, momentanément bien supportées, compatibles avec un travail physique, relativement pénible, mais avec des signes objectifs qui témoignaient d'une insuffisance fonctionnelle peu éloignée. La clinique laisserait donc croire que les crises ont cessé à mesure que s'installait l'arythmie, mais les tracés montraient que les faits étaient plus complexes.

Pendant les crises de tachycardie, on note une

simple tachycardie régulière à 300 environ, tandis qu'à un certain stade de son évolution, cette tachycardie régulière se transforme en une tachycardie exclusivement auriculaire, les ventricules ne répondant qu'à quelques-uns des battements auriculaires, tantôt après trois, tantôt après quatre, tantôt enfin après cinq contractions de l'oreillette.

Ces faits d'ordre clinique sont à rapprocher des phénomènes que nous avons pu produire dans nos expériences, après excitation des vagues ou des accélérateurs (voir fig. 19, 23). En effet, nous avons pu produire, par l'excitation, surtout du sympathique droit, une tachysystolie auriculaire, ou même, plus rarement, après excitation des vagues.

Signalons en plus une *tachysystolie ventriculaire* que nous avons obtenue par l'excitation du sympathique gauche (voir fig. 26), et qui n'a pas été décrite en clinique. Dans les cas de tachysystolie auriculaire clinique, comment peut-on expliquer l'accélération du rythme auriculaire alors que le ventricule ne répond qu'à certaines de ces contractions ? Laubry et Parvu se demandent, à propos de leur observation, s'il s'agit d'une lésion du faisceau primitif ou d'un trouble de conductibilité, favorisé par le système nerveux, par une influence dromotrope négative du vague. En effet, dans ce cas de tachysystolie comme aussi dans celui de Rihl, alors que le $\frac{\text{R. A.}}{\text{R. V.}} = \frac{3}{1}$ d'une façon constante, après compression du vague, ce rapport est devenu irrégulier et on avait $\frac{\text{R. V.}}{\text{R. V.}} = \frac{4}{1}, \frac{5}{1}, \frac{3}{1}, \frac{7}{1}$, réalisant ainsi un Herzblock incomplet; ou bien s'agissait-il d'une automatie hétérotrope provoquée par une excitation anormale de l'accélérateur antagoniste? Quoiqu'il en soit, nous croyons que, d'après nos expériences, il ne reste aucun doute sur l'influence nerveuse essentielle, due au système nerveux extrinsèque, sans invoquer aucune lésion même légère (comme on le veut) du faisceau auriculo-ventriculaire. Du reste, dans un grand nombre de ces cas, ces phénomènes ne sont pas durables mais absolument passagers. Avant de finir, disons que cette tachysystolie auriculaire souvent aboutit à la fibrillation auriculaire de l'arythmie complète, constituant ainsi un stade moins avancé de cette arythmie complexe.

En effet, les observations de Lewis, Mackenzie, Schleïter, Bertier, Gallavardin et Croizier, Josué et Chevalier, Hawlett, Lewis et More, Laubry et Parvy, montrent les rapports de la tachycardie paroxystique et de la tachysystolie auriculaire avec l'arythmie perpétuelle.

Dans d'autres cas, on a vu la tachycardie régulière se transformer en fibrillation auriculaire par la digitale. On pourrait donc ainsi se faire l'idée que l'arythmie perpétuelle est le stade le plus avancé de ces perturbations du rythme cardiaque.

On a noté, dans quelques observations cliniques le passage de la tachysystolie de l'oreillette à la dissociation auriculo-ventriculaire, et inversement, comme dans le cas de Donzelot et Pezzi.

Dans une autre observation de Parkinson et H. Mathias, il s'agit d'un sujet qui paraît être névropathe et présente une arythmie à type cyclique. L'arythmie en question survient par crises et elle dure plusieurs jours. Pendant la durée de cette crise, l'arythmie se transforme continuellement et elle passe successivement par les quatre phases suivantes, toujours dans le même ordre. La durée de chaque type est de quelques minutes : 1° tachycardie auriculaire de plus en plus forte avec inversion de P. 2° tachycardie avec extrasystoles ventriculaires 3° tachysystolie auriculaire avec blockage partiel du cœur ; 4° ralentissement considérable du rythme auriculaire avec conduction normale.

Dans un autre cas publié par Paul White se succèdent de la tachysystolie auriculaire, puis de la fibrillation auriculaire, enfin un rythme auriculo-ventriculaire.

Signalons en plus ici, à l'appui de ces observations cliniques, nos contestations expérimentales, dans lesquelles nous voyons la fibrillation passer à la tachysystolie ou inversement (quelquefois même avec des troubles de la conductibilité, ou l'apparition d'extrasystoles) au moment où la fibrillation passe au rythme normal. En effet, dans ce dernier cas, on voit souvent que, quelques secondes avant l'établissement du rythme normal, les contractions désormais irrégulières, très rapides et de très faible intensité, deviennent de plus grande amplitude et moins rapides, ce qui constitue un état de très courte durée, mais différent de la fibrillation, un état intermédiaire qui se rapproche de la tachysystolie auriculaire.

CHAPITRE IV

DISCUSSION SUR LA NATURE NERVEUSE OU MUSCULAIRE DU PHÉNOMÈNE DE LA FIBRILLATION EN GÉNÉRAL

Dans l'étude du phénomène de la fibrillation, nous avons vu les différentes manières par lesquelles on peut produire celle-ci. Nous avons vu que des excitants physiques, électriques, mécaniques, thermiques, quand ils agissent directement sur l'organe cardiaque, donnent la fibrillation aussi bien que différentes substances toxiques injectées dans la circulation générale ; enfin, des excitations nerveuses directes ou même d'ordre réflexe (Petzetakis, Ferallis et Pezzi) peuvent aboutir aux mêmes résultats.

Mais par quel mécanisme se produit le phénomène ? Est-il de nature musculaire ou de nature nerveuse ?

Sur la possibilité de son origine nerveuse, nous dirons tout de suite qu'il n'y a pas lieu du tout à discuter, comme nous l'avons vu dans nos expériences. Reste à examiner les cas de fibrillation par des agents physiques directement appliqués sur l'oreillette, dans lesquels on peut se demander si le phénomène est de nature musculaire ou nerveuse, et dans les cas de fibrillation toxique, dans lesquels la fibrillation pourrait s'expliquer, soit par une action directe sur la masse musculaire, soit par l'intermédiaire du système nerveux.

La théorie myogène est défendue surtout par L. Fredericq et ses élèves.

Fredericq considère la fibrillation comme un phénomène d'irritabilité particulière de l'oreillette, et l'arythmie ventriculaire comme la conséquence de la fibrillation auriculaire.

La théorie neurogène est défendue surtout par Kronecker et ses élèves.

Pour cet auteur, le phénomène de la fibrillation est dû à une augmentation d'irritabilité des éléments nerveux du cœur, et non pas du myocarde lui-même. Kronecker et ses élèves, Spalita et F. C. Buch (de Buffalo), admettent l'existence dans un point du sillon interventriculaire antérieur, un centre vaso-constricteur, régulateur de la coordination du rythme ventriculaire, et c'est l'excitation anormale de ce centre qui explique l'arythmie ventriculaire. Les travaux de Barbera, d'autre part, montrent que la fibrillation du cœur a lieu après vaso-constriction et qu'elle est empêchée au contraire par des interventions qui rendent celle-ci impossible. Les expériences de Busch aussi, entreprises sur les conseils de Kronecker, aboutissent à la conclusion que la fibrillation du cœur se produit par l'intermédiaire d'actions vaso-motrices, et d'anémie des éléments nerveux. « Nous croyons que la fibrillation se produit par l'intermédiaire d'actions vaso-motrices et d'anémie des éléments nerveux (plexus et amas ganglionnaires). Ces éléments nerveux semblent extrêmement sensibles à l'anémie, même temporaire. Chez certains animaux, ils sont capables de reprendre leurs fonctions et de rétablir une coordination normale après la fibrillation, rien n'étant changé d'ailleurs aux conditions de nutrition du chien... ; c'est le sang normal (du chien) qui, dans nos expériences, entretient la fibrillation ; c'est, au contraire, le liquide anormal (sang étranger, sang dilué), qui fait réapparaître les pulsations et permet la survie. » Ces expériences, faites sur de cœurs soumis à la circulation artificielle, sont du plus haut intérêt, car elles montrent, contrairement à l'opinion des myogénistes qui attribuent la fibrillation à de troubles de nutrition des fibres musculaires, que cette façon de voir est erronée, car la fibrillation persiste tant que la nutrition est normale, et cesse pour faire place à un rythme plus ou moins normal aussitôt que la circulation coronaire se fait au moyen de liquides anormaux.

Pour Lewis, la véritable cause de la fibrillation auriculaire serait, comme celle des extrasystoles, l'irritabilité exagérée de la musculature de l'oreillette, qui déterminerait la production anormale de multiples foyers d'excitation. La fibrillation ne serait qu'une multitude d'extrasystoles ventriculaires dues à l'augmentation de la pression intra-auriculaire (faits expérimentaux déterminant la fibrillation auriculaire par la pression abdominale, faits cliniques en cas de sténose mitrale), à des troubles nutritifs ou à des lésions irritatives inflammatoires des oreillettes.

Pour nous, la fibrillation serait un déséquilibre de la coordination du système nerveux régulateur du cœur (voir chapitre Compréhension personnelle).

En tout cas, nous croyons à la nature nerveuse de ce phénomène, et nous apportons les arguments suivants :

1° La possibilité de produire la fibrillation par une simple séparation des centres nerveux médullo-bulbaires, qui ont sous leur dépendance la régularité du rythme cardiaque.

2° La production de la fibrillation par l'excitation des vagues ou des accélérateurs, ou des deux simultanément.

3° L'inhibition de la fibrillation par un pincement du sinus, comme nous, avons vu quelquefois ou, plus rarement, par l'excitation des accélérateurs.

4° La cessation de la fibrillation après section des vagues, comme nous l'avons vu dans quelques unes de nos expériences de fibrillation spontanée.

5° La disparition fréquente de la fibrillation après injection d'atropine. L'impossibilité ou la difficulté d'obtenir la fibrillation par excitation directe après injection préalable d'atropine pendant la phase de paralysie des vagues.

6° La facilité d'obtenir la fibrillation par excitation directe de l'oreillette pendant l'excitation des vagues.

7° La possibilité de produire la fibrillation auriculaire au moyen de la compression oculaire, c'est-à-dire par une simple excitation sensitive, comme je l'ai remarqué dans quelques cas chez le chien ou même chez l'homme, dans certaines circonstances.

8° Dans les cas de fibrillation toxique, la fibrillation paraît être aussi de nature nerveuse. En effet, toutes les substances avec lesquelles on a pu voir ce phénomène sont des excitants du système nerveux du cœur. Il en est ainsi pour les digitalines, la strophanthine, pour la pilocarpine (Busquet, expériences personnelles), pour la physostigmine (Winterberg) pour la nicotine enfin, comme l'ont observé Clerc et Pezzi, pendant la période où ce poison se comporte comme un excitant du système cardio-inhibiteur. La fibrillation chloroformique telle que nous l'avons constaté chez le chien et sa disparition après injection d'atropine plaident aussi en faveur de l'origine nerveuse de la fibrillation.

9° L'action favorisante que certaines substances excitatrices du système cardio-inhibiteur, exercent sur la production de la fibrillation. Nous rapporterons, le cas de la pilocarpine. Nous avons vu qu'après injection préalable de pilocarpine on peut produire par la faradisation directe de l'oreillette, la fibrillation avec une très grande facilité et d'une durée beaucoup plus longue que dans les conditions ordinaires. Dans la circonstance, on peut voir aussi dans ce cas, la fibrillation par la compression oculaire alors que dans les conditions ordinaires c'est un fait exceptionnel. Il y aurait donc, dans ces cas, une sorte de sensibilisation des éléments nerveux et, dans ces conditions, une excitation qui, dans les conditions ordinaires, resterait sans effet suffirait, dans ces nouvelles conditions pour produire des effets manifestés de multiples façons et en plus par la fibrillation.

Dans les cas de fibrillation par excitation directe des parois auriculaires, l'origine nerveuse du phénomène n'est pas à nier. Rien n'empêche que, dans ce cas l'excitation puisse porter sur les terminaisons nerveuses intramusculaires. Nous croyons même que le fait que, pendant le maximum de l'action de l'atropine, la faradisation directe de l'oreillette peut rester sans résultat est un argument puissant en faveur de l'origine nerveuse.

En effet, suivant les idées de Kronecker, les fibres du cœur sont plus disposées, que celles des muscles du squelette à exécuter des contractions fibrillaires, surtout lorsque leurs connexions nerveuses ont été troublées.

C'est ainsi que les courants induits, quand ils passent à travers la musculature cardiaque, n'arrivent pas à produire le tétanos, mais aboutissent à la fibrillation.

Enfin, les observations cliniques dans l'arythmie perpétuelle par fibrillation auriculaire nous donnent, croyons-nous, quelques arguments en faveur de cette théorie. En effet, les constatations anatomopathologiques dans cette maladie montrent des lésions scléreuses ou inflammatoires d'intensité différente, intéressant les parois auriculaires ou même le faisceau auriculo-ventriculaire, mais dans la plupart des cas ce sont des lésions insignifiantes qui peuvent se rencontrer même chez les sujets normaux. C'est ainsi que Lewis dit : « Ces lésions ne peuvent pas être mises en corrélation avec le mécanisme de l'arythmie perpétuelle, car des lésions d'intensité égale, de même nature et de distribution analogue, sont rencontrées chez des sujets ayant toujours présenté un rythme cardiaque normal. Quelquefois même les constatations sont nulles. » Les recherches anatomopathologiques de Freund à ce sujet aboutissent aussi à la conclusion que l'arythmie perpétuelle par fibrillation auriculaire serait le résultat d'une maladie globale du système nerveux de conduction intracardiaque.

Enfin, des observations cliniques de tachycardie paroxystique d'origine nerveuse qui, dans quelques cas, se transforment en fibrillation auriculaire plaident aussi en faveur de l'origine nerveuse de la fibrillation.

Le phénomène de la fibrillation et ses différentes particularités, la façon dont se comporte le rythme ventriculaire pendant la fibrillation auriculaire ou inversement, ont donné lieu, de nouveau, à de grandes discussions sur la nature musculaire ou nerveuse de la conductibilité cardiaque.

Fredericq encore, dans le cas présent, se montre un des plus ardents défenseurs de la théorie myogène.

En effet, Fredericq fait aussi ici encore intervenir le rôle du faisceau auriculo-ventriculaire de His et son importance fonctionnelle à cause de la lenteur de la propagation des contractions nombreuses et trop fréquentes de l'oreillette. Ainsi, pendant la fibrillation, le rythme cardiaque n'est plus dirigé par le sinus, et ce sont les oreillettes qui deviennent le foyer d'origine du stimulus moteur ou plutôt, chacun de ses faisceaux musculaires. La transmission du nouveau stimulus se fait encore par l'intermédiaire du faisceau auriculo-ventriculaire, qui, pour les myogénistes, est la seule voie de propagation. Ainsi les ventricules recevraient par le faisceau musculaire des excitations multiples, rapides et irrégulières ; mais, contrairement, à ce qui passe dans l'oreillette, le ventricule ne fibrille pas ; il devient simplement irrégulier et affolé, chose qui s'explique pour les myogénistes, par la lenteur extrême avec laquelle le faisceau conduit l'excitation même dans le sens physiologique.

L'irrégularité donc du ventricule s'explique (d'après la théorie myogène) par le fonctionnement défectueux du faisceau de His. Enfin, Fredericq démontre le rôle capital de ce faisceau en écrasant le faisceau auriculo-ventriculaire au moyen d'une pince de Péan appliquée sur le sillon auriculo-ventriculaire. En pareil cas, il se produit tout de suite une allorythmie ; si on produit alors la fibrillation des oreillettes, par excitation directe, l'affolement ventriculaire ne se produit plus. Le ventricule conserve aussi un rythme absolument régulier. D'après cette expérience, Fredericq conclut que c'est par l'intermédiaire de ce faisceau que se transmettent les impulsions motrices de la fibrillation auriculaire. Pour la même raison, en cas de fibrillation ventriculaire, le système auriculaire resterait normal, à cause de la lenteur plus grande de la transmission de l'excitation en sens contraire par le faisceau auriculo-ventriculaire. Contre ces opinions de Fredericq et de Philipp, Kronecker et Spalitta, ont opposé les arguments suivants :

1° Si l'affolement ventriculaire était dû à la transmission irrégulière, grâce à la défectuosité et la lenteur du faisceau de His, on ne voit pas pourquoi les ventricules ne se mettaient pas à fribiller ou au moins présenter un état analogue à celui de la fibrillation.

2° L'excitation (Kronecker et Spalitta) du pneumogastrique pendant la fibrillation auriculaire reste sans effet sur la fibrillation, alors qu'il ralentit ou produit l'arrêt du ventricule; elle est donc indépendante de l'inhibition des oreillettes.

3° Kronecker a remarqué que le ventricule garde un rythme régulier pendant la fibrillation des oreillettes ou légèrement irrégulier, alors que si la transmission se faitde cellule musculaire à cellule musculaire, les impulsions les plus variées et les plus contradictoires doivent venir frapper l'extrémité auriculaire du pont musculaire. Le rythme ventriculaire en pareil cas n'est pas le rythme indépendant, mais un rythme soumis aux mêmes connexions qu'avant, c'est qui est démontré par l'action des nerfs pneumogastriques sur lui, alors que sur l'oreillette il reste sans effet. Pour Kronecker et Spalitta la transmission des fibrillations se fait par voie nerveuse, par les formations nerveuses du faisceau de His qui transmettrait aux ventricules, non plus des contractions normales, mais des excitations multiples, en tout cas une excilation de même nature provoquant leurs contractions un peu irrégulières, mais coordonnées. Voici leurs propres conclusions :

1° Les nerfs pneumogastriques, ne sont pas capables d'arrêter les muscles du cœur en fibrillation ni des oreillettes, ni des ventricules.

2° Les pulsations coordonnées du ventricule ne sont pas abolies par la fibrillation des oreillettes et ne dépendent donc d'aucune fibre musculaire de celles-ci.

3° L'inhibition par le nerf pneumogastrique, continue à agir sur les ventricules, encore que les oreillettes soient en état de fibrillation. Elle est donc indépendante de l'inhibition des oreillettes. Il n'y a moyen de concillier ces faits que si l'on admet que la conduction de l'onde motrice et inhibitrice se fait dans le cœur par la voie de connexions nerveuses.

De cette discussion, nous voyons que le principal argument de Fredericq en faveur de la théorie myogène, repose sur le rythme affolé des ventricules, consécutif à de la fibrillation auriculaire.

De notre part, nous dirons que cet affolement ventriculaire n'est pas toujours la règle et nous avons vu que, dans certains cas de fibrillation dans nos expériences propres sur la fibrillation pilocarpinique ou la fibrillation asphyxique, on peut avoir un rythme ventriculaire au contraire lent ; en plus, pendant la fibrillation spontanée (section de la moelle), on peut voir aussi un rythme se rapprochant de la normale ou même lent; enfin pendant les états intermédiaires entre la fibrillation auriculaire et le rythme normal, que nous avons produits par l'excitation du système nerveux et qui se caractérisent par une grande fréquence des pulsations auriculaires, le rythme ventriculaire ne devient pas irrégulier, mais reste sensiblement normal.

L'explication donc de tous ces faits par la théorie

myogène, croyons-nous, ne serait pas suffisante.

La diversité et la multitude des phénomènes observés suivant les circonstances rendent la chose tellement complexe, pour que le système nerveux ne soit pour rien dans le mécanisme de ces phénomènes.

De tout ce que nous avons vu dans nos expériences nombreuses nous admettrons que le rythme ventriculaire reste sous l'influence d'autres centres qui, dans les conditions ordinaires, ne fonctionnent pas, et qui rentrent en activité aussitôt qu'un trouble se produit dans une des cavités contractiles du cœur.

Il est aussi probable que la fibrillation des oreillettes pourrait agir et influencer le centre sinusal (qui aurait gardé ses connexions nerveuses avec les ventricules) lui-même pour provoquer l'arythmie ventriculaire.

Sans doute la fibrillation de l'oreillette aura toujours une influence sur le rythme ventriculaire. Ses connexions neuromusculaires directes avec le ventricule peuvent être une de ces causes.

Mais ils peuvent en exister d'autres en rapport avec des excitations anormales arrivant par des connexions directes avec le centre sinusal, ou indirectes avec d'autres centres situés plus bas, et qui pourraient agir sur le rythme ventriculaire de diverses façons, voire même par action réflexe du fait accidentel de la mise en scène de la fibrillation des cavités auriculaires.

Enfin, nous avons à ajouter personnellement qu'en cas de fibrillation ventriculaire, le rythme auriculaire ne reste pas absolument normal (Fredericq), mais il présente quelques modifications, consistant soit à une modification du rythme dans un sens ou dans l'autre, soit plus fréquemment des modifications dans l'amplitude de la systole auriculaire. Les constatations histologiques suivantes sont aussi en faveur de la nature nerveuse du phénomène.

Renseignements tirés de modifications histologiques du cœur pendant la fibrillation. — Ce sont surtout les recherches de Mlle Imchanitzky, entreprises dans le Laboratoire de physiologie de l'Université de Berne sous la direction de Kronecker, qui ont porté à la lumière ces faits. Dans ces travaux, on a fixé des morceaux du cœur en repos ou en activité et des morceaux du cœur en fibrillation, et on a cherché à savoir par l'examen histologique si l'excitation passe de cellule musculaire en cellule musculaire ou si elle s'arrête aux limites de la cellule. D'après ces recherches, les ventricules du cœur au repos ou en activité coordonnée présentent toutes leurs cellules musculaires dans un même état histologique. La striation est partout la même. Les striations sont assez régulières, distantes d'environ 2 μ. Au contraire, si on examine le ventricule d'un cœur fixé à l'état de fibrillation, les cellules présentent des aspects divers.

L'état de striation est différent d'une cellule à l'autre, les limites intercellulaires forment des frontières très nettes entre une cellule à striations espacées et une autre à striations rapprochées, quoique cependant les divers aspects puissent se retrouver dans une seule et même cellule. Ainsi, dans la plupart de ces cellules, l'espace entre les stries peut être quatre fois moindre (dans les fibres provenant d'un cœur en fibrillation) de celui des fibres d'un cœur au repos ou en activité coordonée.

De l'aspect de ces structures, il faut conclure que la contraction ne progresse pas d'une cellule musculaire à l'autre, mais que l'excitation est transmise par des communications nerveuses coordonnantes.

Contrairement à ces constatations, Fredericq et ses élèves attribuent tout à la fibre musculaire cardiaque.

La faible vitesse de progression des ondes de la fibrillation, comme on peut le voir dans la fibrillation des ventricules, est pour lui en faveur aussi d'une propagation purement musculaire de ces ondes, sans aucune intervention du système nerveux. Mais, dit-il, si les ondes de fibrillation sont des contractions se propageant d'un élément musculaire à un autre, sans intervention d'éléments nerveux, peut-on appliquer la même hypothèse à la propagation rapide instantanée de l'excitation telle qu'elle se montre dans la pulsation ou systole ordinaire? S'il fallait répondre affirmativement à cette question, il en résulterait que le même élément histologique, la fibre musculaire cardiaque, montrerait tantôt une propagation lente, tantôt une propagation rapide. Dans la difficulté de résoudre ce problème, Fredericq accepte que la propagation rapide se ferait par le réseau nerveux diffus intramusculaire, qu'on peut mettre en évidence par la méthode de Colgi. Dans cet ordre d'idées, la fibrillation consécutive à une excitation électrique par exemple serait caractérisée (Fredericq) par la paralysie momentanée du réseau nerveux ou tout au moins par la suppression de sa fonction de conductibilité.

D'après le même auteur, cette paralysie s'étendrait à tout l'étage (auriculaire ou ventriculaire) du cœur considéré, mais ne se propagerait pas au réseau nerveux de l'autre étage, grâce à une interruption de ce réseau au niveau du faisceau de His, ou grâce encore à la lenteur de la propagation de l'excitation à travers le faisceau, qui expliquerait le rythme affolé des ventricules.

Mais, dans cette explication de Fredericq nécessaire pour soutenir la théorie myogène, on voit successivement une série d'hypothèses :

1° Paralysie momentané du réseau nerveux intracardiaque pendant la fibrillation, d'où résulte la propagation musculaire : la propagation lente.

2° Barrage de l'excitation au niveau du faisceau de His, lenteur de la propagation expliquant l'affolement ventriculaire et interruption des éléments nerveux à ce niveau. Mais les recherches histologiques montrèrent l'existence dans ce faisceau des fibres nerveuses (Tawara) et des ganglions, on a été obligé alors de faire une nouvelle hypothèse pour tourner la difficulté, en disant que les fibres nerveuses appartiennent aux nerfs extrinsèques du cœur, au pneumogastrique.

3° Nouvelle hypothèse admettant que le faisceau de His serait capable d'exciter, le réseau nerveux ventriculaire, puisque c'est le seul chemin, le seul trait d'union entre les deux réseaux nerveux, entre les deux voies rapides, des parois auriculaires et ventriculaires.

4° Propagation lente musculaire pendant la fibrillation et reprise de la voie rapide (réseau nerveux) après établissement du rythme normal.

Comme on voit dans cette théorie de l'origine purement musculaire de la fibrillation, on est étonné vraiment de voir une série d'hypothèses et d'invoquer à tout instant l'intervention du système nerveux, de sorte que la propagation tantôt se fait par voie musculaire, tantôt par voie nerveuse.

De tout ce qu'on pourra dire, on ne peut qu'avouer la prédominance du système nerveux.

Dans la *théorie neurogène il n'y a qu'une hypothèse.*

Dans la *théorie myogène c'est toute une série d'hypothèses.*

Considérations physiopathologiques sur le mécanisme de la mort subite.
Ses rapports avec la fibrillation ventriculaire.

Les expériences très suggestives que nous venons d'exposer : à savoir en particulier la production de la fibrillation par voie nerveuse, de façons multiples, peuvent nous conduire à quelques réflexions sur la pathogénie et sur les rapports qui peuvent exister entre la mort subite et le phénomène de la fibrillation dans certaines circonstances.

La production en particulier du phénomène de la fibrillation ventriculaire par l'excitation des nerfs cardiaques est liée très étroitement à ce problème, car on comprend aisément que la fibrillation ventriculaire d'une certaine durée entraîne, par défaut de la circulation la mort définitive.

Il y a donc lieu à attribuer la cause de la mort, dans quelques cas de mort subite, soit au cours de certaines intoxications, soit au cours de certaines maladies, soit enfin à la suite de certaines émotions vives ou de peur excessive, à la fibrillation ventriculaire, alors qu'il n'existe aucune maladie organique du cœur.

D'une façon générale, la mort subite, jusqu'à présent, a été expliquée par l'apport des excitations capables de donner des phénomènes d'inhibition cardiaque, soit par une influence venant des centres supérieurs, soit par une surexcitabilité bulbaire, soit enfin par l'intervention des trouble vaso-moteurs.

Nous croyons pourtant que la mort subite peut mieux s'expliquer et même beaucoup plus simplement par la production de la fibrillation ventriculaire que par le simple arrêt des cavités cardiaques. Dans le dernier cas, le rythme ventriculaire, ou mieux le rythme sino-auriculaire pourrait reprendre en un temps suffisamment court et à sa suite le rythme ventriculaire; tandis que dans le premier cas, d'une part, il y a peu de probabilité que le rythme ventriculaire puisse reprendre spontanément, et, d'autre part, la reprise même du rythme auriculaire n'aurait aucune influence sur le système ventriculaire, car nous savons bien expérimentalement que, soit les excitations venant des oreillettes, soit l'excitation des nerfs cardiaques, restent sans effet sur la fibrillation ventriculaire.

C'est ainsi que ce mécanisme pourrait être invoqué

à la suite d'une émotion, d'une colère, d'une frayeur, d'un effort, etc.

Chez les sujets nerveux ayant une hyperexcitabilité des nerfs cardiaques (sujets nerveux, vagatonie, sympathicotonie).

Chez les sujets ayant une excitabilité du système nerveux cardiorégulateur, à la suite d'un traitement avec des substances qui excitent le système nerveux cardiaque (digitale, cardiotoniques), ou à la suite d'une intoxication chronique ou d'une auto-intoxication ayant le même résultat.

La mort subite au cours de l'*angine de poitrine* par obstruction des artères coronaires, ou d'autres maladies donnant lieu à une anémie aiguë du myocarde, pourrait reconnaître comme cause la fibrillation. Les recherches expérimentales de Kronecker et Schmey de Rechberg, Schiff, Schulthens et d'autres, plaident en faveur de cette hypothèse. Ces expérimentateurs, et surtout Kronecker, attribuent un grand rôle à l'anémie du myocarde dans la production de la fibrillation. En plus, ils ont vu la fibrillation ventriculaire à la suite de la ligature ou de l'obstruction des coronaires (voir aussi expériences personnelles sur l'asphyxie).

Dans des cas de différentes maladies infectieuses aiguës, au cours de ces affections, ou même pendant la convalescence, par l'intervention d'une cause toxique ou autre capable de produire une irritabilité particulière du système cardiorégulateur. Il en serait de même de la cause de la mort subite mystérieuse encore, au cours des différentes maladies du système nerveux.

La mort subite peut se voir aussi dans l'arythmie

complète. M. Heitz et Clarac ont eu le mérite d'insister sur ce point, alors qu'habituellement la mort survient à la suite d'une insuffisance cardiaque progressive. Ces auteurs ont rapporté trois observations personnelles, il existe un autre cas de Lewis et deux autres cas publiés par Hering. Voici un résumé de ces observations :

I. Observation de Heitz et Clarac. — *Arythmie complète. — Insuffisance mitrale d'origine rhumatismale. — Mort subite pendant une période d'amélioration. — A l'autopsie, aucune lésion pouvant expliquer la mort subite.*

M. R..., âgée de trente-huit ans. Elle rentre à plusieurs reprises dans les hôpitaux. Pendant son dernier séjour à l'hôpital Saint-Antoine, on constate des signes d'asystolie : oppression extrême, orthopnée, cyanose, anasarque, congestion des bases, dilatation du cœur. Elle fut traitée par la digitale et la strophanthine. Elle s'améliore suffisamment pour qu'on pût l'envoyer en convalescence à Vincennes. Mais huit jours après, à l'occasion d'un refroidissement, survint une nouvelle crise d'étouffement qui nécessite le retour à l'hôpital... On constate de nouveau des signes d'une asystolie. Pression systolique, 13. Pression diastolique, 9.

La malade est traitée par la théobromine et la digitaline à doses fractionnées... Dès le deuxième jour, la malade accuse une amélioration notable de la dyspnée. La courbe des urines monte de 1 litre à 2 l. 200, puis, après une légère chute, à 1 l. 500, remonte à 2 l. 400. L'anasarque diminue, et le 10 novembre, la malade était en voie d'amélioration manifeste : le pouls s'était ralenti et un peu régularisé, sans modification notable de la pression artérielle : 12,5 systolique, 9 diastolique.

C'est dans ces conditions qu'elle mourut subitement le 10 décembre. Elle revenait de la salle sans la moindre fatigue et causait gaiement avec ses voisins de lit, quand, une demi-heure à peine écoulée, le médecin était appelé d'urgence auprès d'elle.

Subitement, sans avoir proféré le moindre appel, la malade avait perdu connaissance. Le médecin arrive près d'elle une minute à peine après cet accident. La malade est sans mouvement. La tête renversée sur les oreillers, la bouche entr'ouverte, la face et la partie supérieure du thorax extrêmement cyanosées, les veines du cou gonflées. Il n'y avait plus que de temps en temps comme une ébauche d'inspiration. Aucune pulsation à la radiale, aucun battement cardiaque, perceptible à la palpation ou à l'auscultation. Mais on entend un bruit continu, sourd et lointain, au niveau de la région cardiaque. Il n'y avait aucune trace d'expectoration œdémateuse. Toutes les tentatives faites pour ranimer la malade restèrent sans effet.

La méthode graphique, avant la mort, montrait qu'il s'agissait de fibrillation auriculaire...

Autopsie. — Elle fut pratiquée avec le plus grand soin, quarante-cinq heures environ après la mort, pour rechercher si l'on ne trouvait pas dans les différents viscères une cause évidente de la mort subite.

Poumons. — Le poumon gauche est enfermé dans une coque pleurale adhérente à la paroi et au péricarde. Celui-ci est lui-même intimement adhérent au cœur, mais non à la paroi. Le poumon gauche, difficilement séparé du cœur, présente à la coupe une coque pleurale épaisse de 1 centimètre à 1 cm. 5, et qui, à la zone diaphragmatique et à la partie inférieure de la portion thoracique, se dédouble pour former une poche contenant un peu de liquide séro-fibrineux, et dont la paroi est rendue tomenteuse et irrégulière par des dépôts récents de fibrine. Il y a en plus une symphyse interlobaire totale avec épaississement pleural à ce niveau. Le poumon lui-même est carnifié, de teinte rouge et vineuse, et la pression en fait sourdre un peu d'œdème. Le poumon droit est absolument libre, il est moins congestionné et la coupe en reste sèche. On ne remarque sur aucun des deux poumons d'infarctus, ni de tuberculose.

Cœur. — Le cœur, auquel le péricard, très épaissie, adhère intimement ainsi que les organes du médiastin postérieur, est très gros.

Cœur droit. — Par une ouverture pratiquée dans la paroi de l'oreillette droite, l'orifice tricuspidien apparaît largement béant, admettant l'introduction de quatre doigts ; les valvules tricuspides sont souples, mais épaissies. Les sigmoïdes pulmonaires sont absolument saines. L'artère pulmonaire semble, sur sa face interne, dépolie et comme ridée. Il n'y a pas de caillot dans ce vaisseau, ni dans ses branches de division.

Cœur gauche. — Par une ouverture de l'oreillette gauche, l'orifice mitral apparaît dilaté, de la largeur d'une pièce de 2 francs, à parois épaissies et rigides. Les valvules mitrales sont très gravement lésées, épaissies, scléreuses, d'aspect blanc jaunâtre, la sclérose se poursuivant sur les cordages jusqu'au sommet des piliers. Mais il n'y a pas de végétations récentes. Sur la face ventriculaire de la valve interne, on voit une ulcération cratériforme, profonde, à bords irréguliers, déchiquetés et calcifiés. Les sigmoïdes aortiques sont très épaissies, opaques et comme cartilagineuses, mais elles semblent être restées suffisantes.

Le foie est gros (2 kg. 150), très congestionné, d'apparence muscade. La rate est petite, ferme, scléreuse, 380 gr.

Les *reins* sont gros : à gauche, 240 grammes ; à droite, 230 grammes. Sur la coupe, ils apparaissent tous deux extrêmement congestionnés : la corticalité est de couleur aubergine ; les pyramides tranchent et se dessinent très nettement par une coloration presque noire.

Les surrénales ne sont pas augmentées de volume et ne présentent rien d'anormal,

Le cerveau, *le cervelet* et *le bulbe* ne présentent absolument aucune lésion, tant à l'examen extérieur qu'à la coupe. On n'a pas retrouvé de restes du thymus.

II. Observation de Heitz et Clarac. — *Arythmie complète permanente depuis neuf ans, avec signes légers d'insuffisance cardiaque sans hyposystolie. — Mort subite au milieu de la nuit sans aucun symptôme d'alarme constaté les jours précédents.*

M. D..., âgé de quarante-quatre ans. Insuffisance mitrale d'origine rhumatismale... Installation progressive de l'arythmie complète... Entré plusieurs fois dans les hôpitaux, on ne constata jamais de signes de stase hépatique, ni œdèmes. La pression artérielle était toujours de 16-17 (Potain), de 12-14 (Vaquez)... Il fut examiné pour la dernière fois en septembre 1911. L'arythmie persistait avec les mêmes caractères d'arythmie complète. La pression était toujours normale. La matité cardiaque avait plutôt diminué depuis 1905; elle débordait à peine le mamelon. Le foie était normal. Pas d'œdème. Aucun trouble fonctionnel nouveau. La dyspnée nocturne n'apparaissait plus depuis des mois. Au début de 1912, il continuait à se porter d'une manière satisfaisante.

Le 20 février 1912, il mourut subitement dans la nuit sans avoir présenté, ni la veille, ni les journées précédentes, aucun trouble spécial du fonctionnement cardiaque. Il avait déclaré peu avant à sa femme qu'il se sentait aussi bien qu'il n'avait jamais été. Sa manière de vivre, son alimentation, sa thérapeutique n'avaient été en rien modifiées. Il s'était couché de bonne heure, comme d'habitude. Vers 2 heures du matin, sa femme, qui couchait à son côté, fut réveillée par un râle. Elle fit de la lumière et trouva son mari sans connaissance, sans pouls. Un médecin, immédiatement appelé, ne put que constater la mort. Pas d'autopsie.

III. Observation de Heitz et Clarac. — *Insuffisance mitrale d'origine rhumatismale. — Arythmie complète à forme paroxystique pendant vingt-trois ans, puis devenue permanente pendant six ans. — Hyperten-*

sion modérée. — Trois accès d'œdème aigu du poumon en cinq mois. — Mort subite, probablement causée par un accès foudroyant d'œdème aigu survenu sans cause provocatrice.

M. E..., cinquante-huit ans au moment de sa mort. Fut soigné à plusieurs reprises... et on avait constaté l'arythmie complète... Il a eu trois accès d'œdème aigu du poumon. La pression au Potain a été toujours de 20 à 17-18. Deux mois après la dernière crise d'œdème aigu, le malade, mis au repos, se trouvait sur le bord du lac de Genève dans un état en apparence satisfaisant, lorsqu'il fut emporté par un accès foudroyant. Rien de ce qu'essaya son entourage, toujours prêt et armé, ne put être utile. Il cessa de respirer en quelques minutes. Pas d'autopsie.

IV. OBSERVATION de Lewis. — *Arythmie complète. — Homme de soixante-cinq ans souffrant de dilatation anévrismale de toute l'aorte thoracique, avec artério sclérose, œdème pulmonaire, emphysème et signes de sclérose rénale. — Congestion du foie. — Mort subite.*

Poul irrégulier en permanence. Pouls ventriculaire.

Pas de détails sur la manière dont est survenue la mort et pas de relation d'autopsie.

V. OBSERVATION de Hering. — *Arythmie complète. — Sténoses et insuffisances aortique et mitrale d'origine rhumatismale. — Insuffisance cardiaque sans asystolie véritable depuis deux ans. — Mort subite en plein jour au cours d'une période d'amélioration. — A l'autopsie, aucune cause susceptible d'expliquer la mort subite.*

Le 27 janvier 1912, Mme S... mourut subitement à 3 heures de l'après-midi, dans les conditions suivantes : cette malade, assise dans son lit, causait tranquillement avec une autre patiente, lorsqu'elle tomba tout d'un coup sur le côté droit. L'assistant fut appelé de suite et constata, dès son arrivée, que ni par la palpation, ni par l'auscultation, on ne pouvait trouver au pouls, ni au cœur, la moindre manifestation d'activité du cœur. Le visage de la moribonde était cyanosé, les veines du cou gonflées, mais sans ondulations. La malade fit encore quelques mouvements respiratoires pendant deux à trois secondes. L'assistant put entendre, dans le IIIe espace intercostal gauche, puis au-dessus de la pointe du cœur et le long du bord gauche du sternum, le « souffle post-mortem » qui ne dura pas tout à fait une demi minute. L'histoire de la malade donnait les renseignements suivants : elle était âgée de vingt-trois ans; scarlatine dans l'enfance et rhumatisme à l'âge de dix ans. Gêne respiratoire marquée depuis deux ans, non améliorée par le traitement médical. A l'entrée à la clinique, on avait noté : tachy-arythmie à 134 pulsations par minute, respiration à 32, pression artérielle systolique à 11,5, diastolique 8. Pas d'œdème, pas d'augmentation de volume du foie, ni de la rate; urines normales. Diagnostic clinique : double lésion mitrale, insuffisance aortique, arythmie perpétuelle. Une amélioration sensible se produisit sous l'influence de la digitale.

La fréquence du pouls tombe à 90, et la respiration à 22, tension artérielle systolique 13, diastolique 7,7. La malade se trouvait en si bon état qu'elle se préparait à quitter la clinique.

Autopsie faite trois heures après la mort. Sténose et insuffisance mitrale; insuffisance aortique avec sténose légère. Hypertrophie excentrique des ventricules et oreillettes droite et gauche; restes de péricardite à l'oreillette droite. Pas d'altération des coronaires. Pleurite adhésive partielle, surtout à gauche; stase pulmonaire. Congestion et cirrhose atrophique du foie; stase rénale; stase prononcée également sur tout le tractus intestinal; grosse rate congestive avec nombreux follicules. Persistance de thymus. Pas d'altération particulière des surrénales. Rien de spécial aux amygdales, ni aux ovaires.

Examens histologiques. — Du côté du rein, stase simple ; thymus typique persistant à la rate, stase avec nombreux follicules de différentes grosseurs (état thymico-lymphatique). L'auteur insiste sur la persistance du thymus, vu sa fréquence signalée dans différents cas de mort.

VI. Observation de Hering. — *Sténoses et insuffisances mitrale et aortique. — Arythmie complète. — Mort subite au milieu de la nuit peu après une vive émotion. — A l'autopsie, aucune cause de mort subite. — Péritonite subaiguë.*

Vers 4 heures du matin, la surveillante de la salle a été réveillée par la respiration forte d'une malade qui fut trouvée cyanosée et sans connaissance. Le Dr Eiberger put encore apercevoir un simple mouvement respiratoire, mais ne trouva ni pouls radial, aucune manifestation d'activité cardiaque, à l'exception du souffle *post mortem.*

Il s'agissait également d'un cas de *pulsus irregularis perpetuus* chez une veuve de quarante ans. Cette dame avait été récemment très impressionnée par la mort d'une de ses voisines de lit, en même temps qu'affectée par une fâcheuse nouvelle. La pression artérielle avait toujours été de 12 systolique et 7 diastolique.

Autopsie. — Sténose et insuffisance de deux orifices, mitral et aortique, par une lésion endocardique ancienne ; forte dilatation de l'oreillette droite, dilatation moindre des autres cavités ; restes de péricardite sur l'oreillette droite et les gros vaisseaux. Athérome aortique prononcé ; induration pulmonaire avec bronchite catarrhale ; stase avec atrophie dure du foie ; grosse rate avec infarctus et périsplénite adhésive. Stase rénal avec lobulation embryonnaire.

Anasarque; hydropéricarde; ascite avec péritonite diffuse récente.

L'exposé de ces observations montre que, dans l'arythmie complète, la mort subite peut se voir. Dans ces observations, la mort est venue vraiment d'une façon bien brusque et, à l'exception des observations III et IV, dans lesquelles on pourrait penser que la mort pourrait trouver son explication dans l'une, dans l'excès d'œdème aigu du poumon, et dans l'autre par une rupture de l'aorte; les quatre autres seraient étroitement liées avec l'arythmie complète, et on pourrait penser que la mort subite serait la conséquence d'une fibrillation ventriculaire.

En faveur de cette hypothèse, viennent les renseignements fournis par l'autopsie; malheureusement, elle n'a été faite que dans trois cas seulement, et dans ces cas, malgré les recherches très minutieuses, il fut impossible de trouver la cause de la mort subite. Cette mort, dans trois de ces observations, est venue d'une façon caractéristique : cyanose de la face, gonflement des jugulaires avec absence de battements au niveau de ces veines, absence de tout bruit au niveau du cœur, absence des phénomènes convulsifs, mort rapide en une minute.

Ces dernières constatations, qui sont d'un très grand intérêt, plaident aussi en faveur de la mort par fibrillation ventriculaire. Il est aisé, chez l'animal, de produire une fibrillation ventriculaire pour constater ces phénomènes constatés par Hering, Heitz et Clarac dans leurs observations.

La mort subite donc, dans ces cas d'arythmie complète, caractérisée par la fibrillation des oreillettes avec désordre du rythme ventriculaire, serait dû à la fibrillation transmise brusquement aux ventricules. C'est, du reste, l'hypothèse émise. Mais est-ce possible ? L'expérimentation nous montre que la fibrillation auriculaire ne se transmet pas habituellement aux ventricules ; elle n'est suivie que d'une arythmie ventriculaire. D'autre part, nous savons que la fibrillation ventriculaire n'influence pas beaucoup le rythme auriculaire. Les expériences de Flack, cependant, nous montrent qu'après destruction du nœud sino-auriculaire, la fibrillation ventriculaire produit un désordre du rythme auriculaire. Il se peut donc que, dans certaines conditions, la fibrillation puisse se transmettre des oreillettes aux ventricules, et nous avons vu, avec M. Morat, un cas de transmission pareille. D'autre part, dans ces cas, il se peut que des influences diverses agissant sur les voies nerveuses, peuvent intervenir pour produire le phénomène de la fibrillation ventriculaire, comme nous l'avons vu se produire expérimentalement. Ces influences peuvent être soit toxiques, soit même psychiques. Dans une de ces observations, nous voyons la mort subite survenir à la suite d'une vive émotion. Pour Hering, ce serait aussi la persistance du thymus qu'il a rencontré dans une de ses observations, qui favoriserait la production de la fibrillation ventriculaire.

La mort subite pendant la *narcose chloroformique* doit être attribuée aussi à la fibrillation ventriculaire dans bien des cas. Nous avons vu, dans le chapitre sur la *fibrillation chloroformique*, que la fibrillation peut se voir, soit au début, soit même pendant la narcose profonde. Un grand nombre donc des cas de mort pendant l'anesthésie au chloroforme pourraient s'expliquer par ce mécanisme qui expliquerait du reste l'inefficacité des moyens employés pour faire revenir le sujet à la vie dans un certain nombre de cas.

Depuis nos études médicales, nous avons vu deux cas de mort subite pendant l'anesthésie. Dans le premier cas, il s'agit d'un malade qui présentait une hernie inguinale gauche (Hôpital Civil d'Athènes). Le professeur de la clinique chirurgicale faisant une leçon sur les hernies voulut montrer aux étudiants la façon dont on peut réduire une hernie; mais le malade souffre et on est obligé de lui donner du chloroforme ; quatre à cinq minutes après, alors que le professeur s'efforce de réduire la hernie, on s'aperçoit tout d'un coup que le sujet est cyanosé, la respiration est arrêtée, on n'entend pas les bruits du cœur, et les veines du cou sont très gonflées. Tous les moyens restent inefficaces pour ramener le sujet à la vie. Dans le second cas, il s'agit d'un officier entrant à l'hôpital Desgenettes pour être opéré d'un cancer. M. le médecin principal Toubert, dans un premier temps, doit enlever des ganglions nombreux dans la région cervicale. Le malade est anesthésié, et une demi-heure après, alors qu'on est en train d'extirper les ganglions de la région carotidienne, tout d'un coup on s'aperçoit d'un gonflement des veines jugulaires; le sujet est cyanosé, il ne respire plus, absence des bruits du cœur. On arrête l'opération et on procède à la respiration artificielle, aux tractions de la langue à la faradisation du cœur; malheureusement tout reste inefficace.

Voilà donc deux observations, disons, de syncope chloroformique. Dans le premier cas, elle survient au début de la narcose tandis que dans le second, pendant une narcose profonde. Dans tous les deux cas, on constate le gonflement des jugulaires. Dans le second cas surtout, ce gonflement était si manifeste qu'il avait attiré l'attention de M. Toubert. Ce phénomène est très caractéristique de la fibrillation ventriculaire. Dans cet ordre d'idées, elle s'expliquerait dans le premier cas par l'excitation des vagues, d'ordre réflexe, dû aux vapeurs du chloroforme; dans le second cas, ce même mécanisme pourrait être invoqué, mais on pourrait se demander encore si les manipulations nombreuses faites dans la région du cou (pour extirper les ganglions) n'interviendraient pas en agissant directement sur le vague, dont l'excitabilité était déjà augmentée par l'administration de l'anesthésique, pour aboutir au même résultat. Effectivement, on signale assez fréquemment la mort subite au cours des opérations au niveau de cette région dangereuse qui correspond au paquet vasculo-nerveux du cou.

La mort subite a été observée aussi chez les animaux en différentes circonstances.

Zuntz a observé sur des lapins respirant à l'aide d'une canule trachéale qu'ils meurent subitement si tout d'un coup on plonge leur tête dans l'eau. L'explicationest facile par un réflexe qui, par le trijumeau, peut donner la fibrillation ventriculaire, absolument comme dans nos expériences, nous avons vu quelquefois la fibrillation auriculaire à la suite de la compression oculaire.

Friedenthal[1], d'autre part, rapporte que chez le chat aussi on peut voir la mort subite survenir à la suite d'un accès de colère ou d'une *excitation* quelconque psychique.

Enfin l'histoire suivante, rapportée par Schilling[2], est intéressante au point de vue de la mort subite. Schilling a pu prendre un lion dans un piège, complètement sain, ne portant aucune trace de blessure. On a pu lier l'animal avec de grands efforts; pendant ce temps, l'animal hurlait et était plein de fureur. Au moment où on le transportait, il est mort pendant un accès de colère, subitement; à l'autopsie de l'animal, on n'a absolument rien trouvé qui puisse expliquer la mort.

Ici encore, l'explication est donnée par l'intervention de la fibrillation ventriculaire, survenant à la suite d'un accès de colère qui, par l'intermédiaire de l'excitation du système nerveux extra cardiaque, a pu aboutir à la fibrillation, comme nous l'avons vu dans nos expériences. L'absence des lésions anatomo-pathologiques est en faveur de cette hypothèse.

Les constatations de Rotheberger et Winterberg et les recherches anatomopathologiques de Lubarsh plaident en faveur de ce mécanisme de la mort subite.

[1] Friedenthal, Ueber reflectorischen Herztod bei Menschen und Tieren (*Arch. f. Anat. u. Physiol.*, 1901, cité par Rotheberger et Winterberg).

[2] Schilling, *Mit blitzlicht und Büchse im Zauber des Eblescho. Kleine Ausgabe. Voigtländer's Verlag*, Leipzig, 1910, cité par Rotheberger et Winterberg.

En effet, dans un grand nombre d'autopsies, l'anatomopathologiste ne trouve rien qui puisse expliquer la mort. Le mécanisme de la mort en pareil cas, peut être expliqué par la fibrillation des ventricules qui, en effet, ne laisse aucune trace macroscopique ou microscopique. D'après nos expériences sur la production de la fibrillation par l'asphyxie, nous croyons que si dans quelques cas la première manifestation est l'arrêt simple des cavités cardiaques, la fibrillation pourrait se produire dans la suite du fait de l'asphyxie.

Le phénomène de la fibrillation ventriculaire peut se voir aussi en dehors de la mort subite dans les cas de mort au cours des maladies infectieuses ordinaires. Cauby Robinson[1] a vu chez sept sujets morts de maladies infectieuses, deux fois survenir la mort du cœur par fibrillation ventriculaire.

En résumé, le mécanisme de la mort subite peut s'expliquer par la fibrillation ventriculaire, dont l'installation entraîne la mort définitive. De nombreux faits plaident en faveur de cette explication, en particulier la production expérimentale de la fibrillation par voie nerveuse, à la suite des excitations portant soit sur les centres, soit sur les voies nerveuses gouvernant le rythme cardiaque. On comprend ainsi aisément que des excitations d'ordre différent, venant soit des centres supérieurs, soit naissant localement dans les centres bulbo-médullaires,

[1] Cauby Robinson, Etude électro-cardiographique sur la manière dont meurt le cœur humain (*Amer. Soc. f. the ad of Klin. instig.*, 4e réun. an. Atlant. city, 13 mai 1912).

soit en rapport avec la circulation, peuvent agir sur le cœur pour mettre en fibrillation les cavités ventriculaires et aboutir à la mort subite.

COMPRÉHENSION PERSONNELLE SUR LE MÉCANISME DE LA PRODUCTION DE LA FIBRILLATION

La fibrillation du cœur, comme on peut voir, est loin d'être un phénomène exceptionnel. Multiples sont les façons de la produire. En plus de l'excitation directe du cœur mis à nu, on la provoque par l'excitation des nerfs cardiaques, émanés tant du grand sympathique que du pneumogastrique, par la section de la moelle cervicale, entre les noyaux d'origine de ces deux ordres de nerfs, et même par voie réflexe. Notons enfin l'action directe, ou pour le moins favorisante, de certains toxiques, comme le chloroforme, la pilocarpine, etc., et sans doute de leurs succédannés.

Nous retenons ici, avant tout, les faits qui se rapportent aux interventions sur les nerfs extrinsèques du cœur, tant par voie directe que réflexe. La formule qui les englobe est à la fois très générale et très simple : *la fibrillation peut naître de toute hyperactivité des nerfs et des centres, aussi bien inhibiteurs qu'accélérateurs des mouvements cardiaques.* Il faut seulement remarquer que lorsqu'on s'adresse aux accélérateurs, l'effet se montre d'emblée ; il est primitif et se présente comme une exagération portée à son summum de l'action ordinaire et connue de ces nerfs. Lorsqu'on s'adresse aux troncs des pneumogastriques, il est tardif, secondaire, souvent post-excitatoire, comme s'il résultait d'un état de fatigue de ceux-ci; en d'autres termes, comme si, à leur mise en action trop prolongée, succédait une hypoexcitabilité qui laisse le champ libre à la puissance nerveuse antagoniste. Lorsqu'on s'adresse aux deux ordres opposés de nerfs, il y a lutte d'influence, avec prédominance de l'un des deux. Lorsqu'enfin, l'excitation a pour point de départ un organe sensitif, il en est encore de même, et dans l'interférence de deux sollicitations contraires, il peut arriver plus rarement que l'effet produit soit la fibrillation.

Même explication encore lorsqu'on fait intervenir certains agents toxiques, comme la policarpine, nicotine, etc. Ces substances ont une action, non pas précisément élective (Morat), mais inégale et différente, suivant leurs phases, sur les deux systèmes de nerfs antagonistes; elles sensibilisent les éléments nerveux au point qu'une excitation, même ordinaire, peut alors déclancher le phénomène. *Celui-ci résulte en somme, dans tous les cas, d'une rupture d'équilibre entre deux puissances nerveuses fonctionnellement opposées.* La section de la moelle cervicale agit encore de la même façon en séparant les centres : l'un bulbaire, d'où naît le pneumogastrique; l'autre médullaire, d'où procède le grand sympathique. Voilà, pensons-nous, ce qu'il y a d'essentiel dans le mécanisme de la genèse de la fibrillation par l'intervention sur les nerfs extrinsèques du cœur.

La participation du système nerveux à sa production est ici d'une grande évidence, parce que nous pouvons nous adresser à lui d'une façon isolée, en raison de ce que, dans sa partie extracardiaque, il est anatomiquement distinct.

Lorsque le phénomène est produit en s'adressant directement au cœur, l'excitation atteint forcément à la fois le muscle et les éléments nerveux, qui le pénètrent dans toute son épaisseur. On peut alors discuter et hésiter sur la question de savoir si l'excitation qui entraîne de tels effets est accueillie directement par le muscle ou par l'appareil ganglionnaire qui le pénètre, et qui est construit sensiblement à l'image du système nerveux général.

Il y a des raisons de croire que, dans ce second cas, la fibrillation ne se produit pas par un procédé autre que celui que nous avons mis en évidence.

Tracé I. — *Fibrillation auriculaire par l'excitation directe de l'oreillette droite. Rythme affolé des ventricules.* Augmentation de l'amplitude des contractions auriculaires avant la reprise du rythme normal.

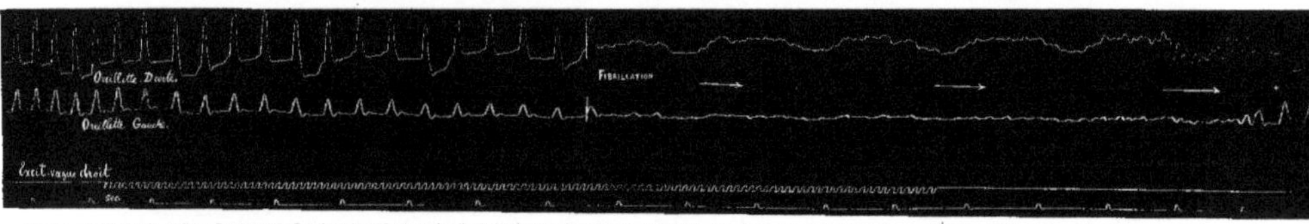

Tracé II. — *Fibrillation des oreillettes d'origine vagale.* On voit sur le tracé que, pendant l'excitation du vague droit (avec un courant faible), la fibrillation se manifeste quelque temps après. La durée de l'excitation est de treize secondes. Après un léger ralentissement, la fibrillation s'installe subitement, alors que le vague est excité encore. La durée totale de cette fibrillation est de neuf secondes. (A comparer avec le tracé précédent et la petite durée de la fibrillation directe.) Vers la fin du tracé, avant la reprise du rythme normal, les contractions auriculaires augmentent d'intensité : état intermédiaire (trachysystolie).

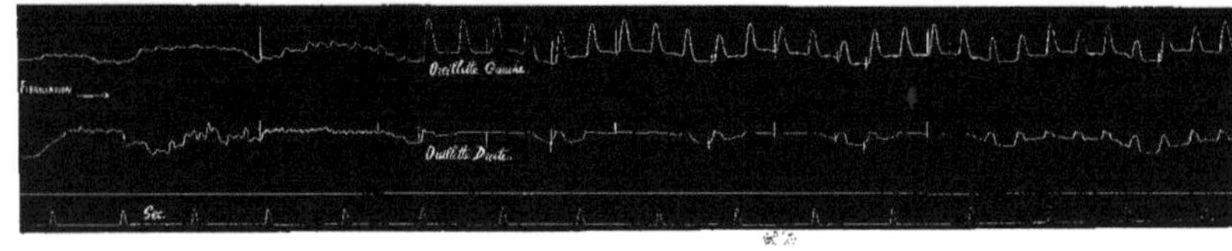

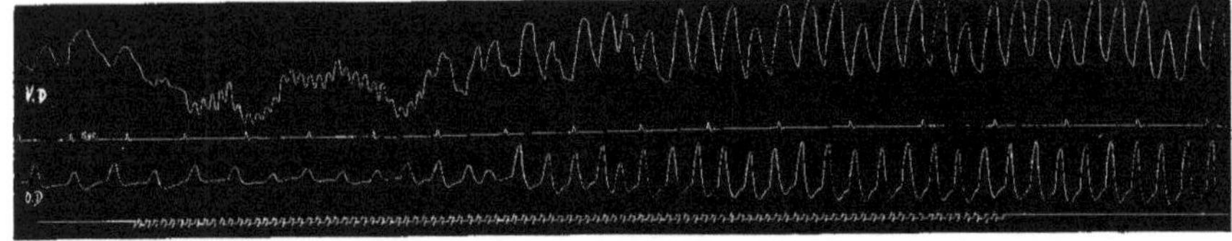

TRACÉ IV. — *Fibrillation ventriculaire et extrasystoles après excitation des accélérateurs.* L'excitation a porté sur le sympathique gauche un peu en amont du ganglion gauche premier thoracique. Cette fibrillation se caractérise par des ondes d'une certaine amplitude. Sa durée est de quatre secondes. Pendant la fibrillation des ventricules, le rythme auriculaire diminue d'amplitude. A remarquer aussi trois extrasystoles après la fibrillation.

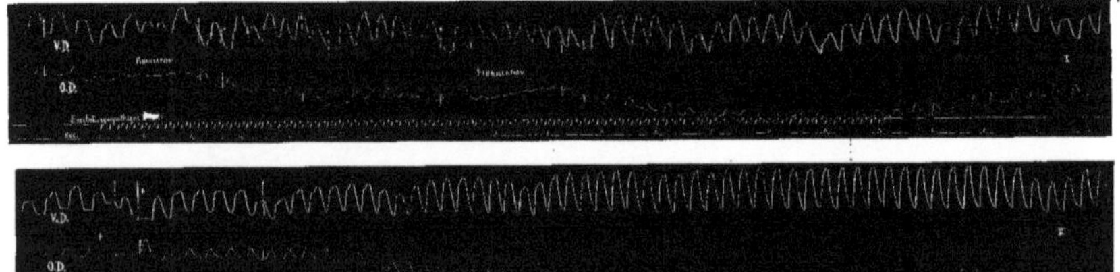

TRACÉS V, VI et VII. — *Influence de l'excitation de l'anneau de Vieussens sur la production de phénomènes de fibrillation auriculaire et de troubles de la conductibilité auriculo-ventriculaire.* Tous les deux tracés ont été recueillis chez le même chien après excitation de l'anneau de Vieussens avec des courants relativement faibles. Dans le tracé II, le courant est d'une certaine intensité. On y voit, tout au début, une tendance à la fibrillation (marqué +) et surtout des troubles de la conductibilité auriculo-ventriculaire, comme indiquent les repères. Dans le tracé I, l'intensité du courant est moins forte que celle du tracé II. On y distingue des phénomènes de fibrillation et des troubles de la conductibilité auriculo-ventriculaire dans la première moitié du tracé.

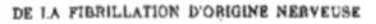

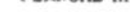

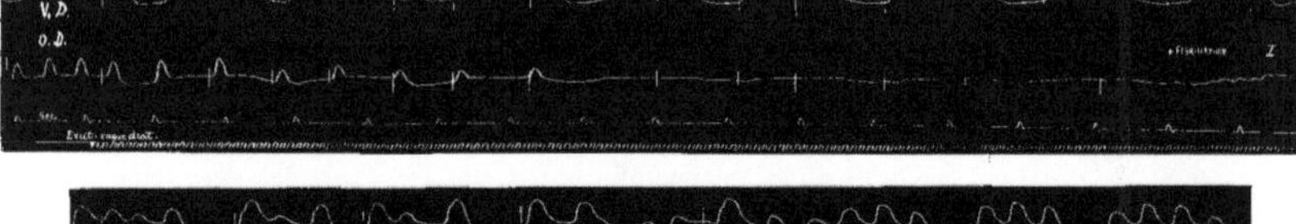

Tracés VIII et IX. — *Fibrillation auriculaire après excitation du vague droit.* Le tracé II est suite du I. V. D., ventricule droit; O. D., oreillette droite. La durée de la fibrillation dans ce cas a été de une minute environ.

Tracé X. — *Fibrillation d'origine vagale post-excitatoire.* Effet tardif. A la suite de l'excitation du vague droit, les oreillettes sont ralenties, puis, finalement s'arrêtent. On cesse d'exciter le pneumogastrique, lorsque une demi-seconde environ après, les oreillettes se mettent à fibriller. La durée de la fibrillation est de douze secondes.

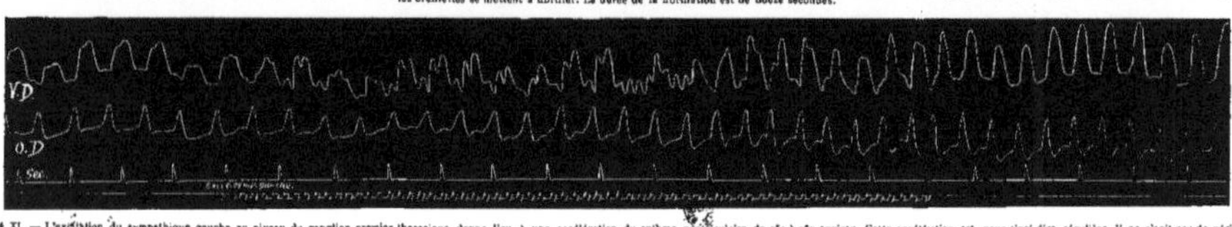

Tracé XI. — L'excitation du sympathique gauche au niveau du ganglion premier thoracique, donne lieu à une accélération du rythme ventriculaire de 250 à 260 environ. Cette accélération est, pour ainsi dire, régulière. Il ne s'agit pas de véritable fibrillation ventriculaire, mais d'un état intermédiaire que nous avons désigné sous le nom de *trachysystolie ventriculaire*.

CONCLUSIONS

Le phénomène de la *fibrillation* du cœur, en dehors de sa production par excitation directe du cœur, peut être produit encore par *voie nerveuse* dans les conditions suivantes :

I. — Par l'excitation des vagues au cou. Elle se présente alors comme un phénomène tardif ou même post-excitatoire et de grande durée.

II. — Par l'excitation du grand sympathique, soit au niveau de l'anneau de Vieussens, soit au niveau ou en amont du premier ganglion thoracique. Dans ce cas, c'est un phénomène du début.

III. — Par l'excitation simultanée des nerfs vagues et du grand sympathique.

IV. — Par section de la partie inférieure de la moelle cervicale, au cours de périodes de bradycardie alternant avec la fibrillation.

être ainsi due, parfois, non pas à l'arrêt simple du cœur, mais à l'intervention de la fibrillation ventriculaire, ce qui expliquerait l'inefficacité, dans bien des cas, des moyens ordinairement employés pour la reviviscence de l'activité du cœur.

BIBLIOGRAPHIE

ASCHOFF, *British. med. Journ.*, 27 octobre 1906.

BARD, Des divers types d'arythmie cardiaque observés en clinique *(Semaine médicale*, 3 février 1909, p. 49).

BARBERA, Influences vaso-motrices favorisant la production des fibrillations du cœur *(Zeit. f. Biol.*, 1898, XXXVI, p. 259).

BUSCH, les Pulsations et trénulations fibrillaires du cœur du chien *(Arch. intern. de Physiol.*, 1904-1905, p. 229).

BUSQUET, *Presse médicale,* 17 janvier 1914.

— Réunion biologique de Nancy. Séance du 15 avril 1913.

CASTELLINO, Signification clinique des arythmies *(XVIII*[e] *Congrès méd. int.*, Rome, octobre 1908).

CHAUVEAU, De la dissociation du rythme auriculaire et du rythme ventriculaire *(Revue de Médecine*, 1885, p. 161).

CAUBY (Robinson), Etudes électro-cardiographiques sur la manière dont meurt le cœur humain *(Amer. Soc. fr. the ad of klin. instig. ;* 4e Réun. an. Atlant. city, 13 mai 1912).

CHAUVET, la Trénulation des oreillettes *(Province médicale*, 16 mai 1914).

CLARAC, *l'Arythmie complète* (th. de Paris, 1913).

CLARAC et PEZZI, Un cas d'arythmie complète *(Arch. des maladies du cœur*, décembre 1912).

CLERC et PEZZI, Fibrillations auriculaires par injection de nicotine au lapin *(C. R. Soc. de Biol.*, 4 mai 1912).

— Contractions ventriculaires automatiques et arythmie complète *(C. R. Soc. de Biol.,* 25 janvier 1913).

CLERC et PEZZI, Sur quelques troubles du rythme provoqués par la nicotine *(Journ. de Phys. et de Path. génér.*, t. XV, janvier 1913, p. 1).

— Trémulations fibrillaires du cœur du chien sous l'influence des métaux alcalino-terreux *(C. R. Soc. de Biol.*, 2 décembre 1911, p. 561).

CLUZET et REBATTU, De l'électrocardiogramme dans les arythmies *(Lyon médical*, 5 novembre 1911 ; *Journ. de Phys. et Path. génér.*, janvier 1912).

CLUZET et PETZETAKIS, l'Electrocardiogramme pendant l'anesthésie générale Communic. à la Soc. méd. des hôp. de Lyon, séance du 6 janvier 1914 ; *Lyon médical*, 25 janvier 1914 ; *Ann. d'Electrob.*, n° 2, février 1914, p. 74).

CLUZET et PETZETAKIS, *C. R. Soc. de Biol.*, 17 janvier 1914, p. 86.

CLUZET et PETZETAKIS, Etude électrocardiographique expérimentale du réflexe oculocardiaque (Communic. Soc. méd. des hôp. de Lyon, 3 février 1914 ; *Lyon médical*, 15 février 1914, p. 374 ; *Ann. d'Electrob.*, n° 2, février 1914, p. 86).

CLUZET et PETZETAKIS, *C. R. Soc. de Biol.*, 14 février 1914, p. 246.

CLUZET et PETZETAKIS, *C. R. Soc. de Biol.*, 23 mai 1914, p. 837.

COHN et LEWIS, Fibrillation auricular and heart-block *(Heart*, 1912, p. 15).

CUSHNY, On the interpretation of pulse tracings *(Journ. exper. Med.*, 1899, p. 327).

CUSHNY and EDMUNDS, Paroxysmal irregular. of the heart and auricular fibrillations *(Americ. Journ. of the Med. Sciences*, 1907, vol. CXXXIII, p. 66).

CUSHNY, On the Action of substances of the Digitale serie *(Journ. of exper. Med. New-York*, 1897, p. 233).

— Irregul. card. and fibrill. auricular *(Amerik. Journ. of the Med. Sc.*, juin 1911, p. 826).

D'ALLUIN (M.), Moyen de combattre les trémulations fibrillaires *(VIe Congrès de Physiologie).*

DAVENPORT (W.), Digitale dans les affections du cœur et dans l'anasarque avec fibrillation auriculaire *(Brit. med. Journ.*, 25 février 1911).

DIXON, Excitation et section du faisceau auriculo-ventriculaire *(Roy. Soc. of med. ther. and pharm.*, sect. II, avril 1911).

DOUGLAS WILKINSON et H. G. BUTTERFIELD, Heart-block paroxystique et fibrillation auriculaire paroxystique *(Heart*, vol. VI, n° 1, 30 avril 1915, p. 3).

DRAPER (G.), *Pulsus irregularis perpetuus* avec lésions scléreuses du nœud sinusal *(Heart*, 1911, t. III).

DE CYON, Myogenen oder Neurogenen ? *(Arch. f. d. Ges. physiol.*, 1902, LXXXVIII, p. 225).

ENGELMANN, Uber den myogenen ursprung der Herzhostigkeit und über automatische Erregung al normale Eigenchaft peripherer nervenfasern *(Arch. f. d. ges. physiol.*, 1896, LXV, p. 535).

— Myogener theorie und innervation des Herzens. *(Die Deutsche klinik.*, 1903, IV, p. 104).

ESMEIN, Notes sur les transformations de l'activité auriculaire dans l'arythmie complète *(Arch. des mal. du cœur*, 1911, p. 549).

ESMERALDO, *l'Arythmie complète*, Rio de Janeiro, 1912.

FALCONER et DEAN, Observation d'un cas de fibrillation auriculaire avec ralentissement des ventricules *(Heart*, 1912, vol. IV).

FERRALIS et PEZZI, *Archives des maladies du cœur*, janvier 1916, n° 1, p. 4.

FLACK, la Fonction du nœud sino-auriculaire *(Arch. int. de Physiol.*, 1911-12, XI, p. 127).

— L'excision ou l'écrasement du nœud sino-auriculaire *(Arch. int. de Physiol.*, 1911-12, XI, p. 111).

FRANÇOIS-FRANCK, *Cliniques médicales de la Charité*, 1894, p. 764.

FRÉDÉRICQ (Henri), les Fonctions des nerfs accélérateurs du cœur *(Arch. int. de Physiol.*, 1913, XIII, p. 115).

— Des influences qui modifient l'irrigation dans la paroi du cœur isolé des mammifères)*Arch. int. Physiol.*, 1908, VI, p. 455).

FRÉDÉRICQ (L.); Rythme affolé des ventricules dû à la fibrillation auriculaire *(Arch. int. de Physiol.*, 1904-1905, vol. II, p. 281).

— Anémie aiguë du cœur sans fibrillation *(Arch. int. de Physiol.*, 1905, II, p. 330).

— Anémie aiguë du cœur de chien sans fibrillation. Fibrillation en l'absence de toute action vaso-motrice *(Arch. int. de Physiol.*, 1904-1905, p. 330).

FRÉDÉRICQ (L.), la pulsation du cœur du chien (*Arch. int. de Physiol.*, vol. IV, 1906-1907, p. 56).

— Sur la nature de la systole ventriculaire (*Arch. int. de Physiol.*, 1911-1912, p. 253).

— Théorie neurogène et myogène de la pulsation cardiaque (*Revue annuelle de Physiol.*, 1911 ; *VIII*e *Congrès internat. de Physiol. de Vienne*, 1910).

— Dissociation par compression graduée des voies motrices et arrestatrices contenues dans le faisceau de His (*Arch. int. de Physiol.*, 28 mars 1912, p. 405).

FRÉDÉRICQ (Henry), *Biologie médicale*, novembre 1913.

— *Arch. int. de Physiol.*, 1912, XII, p. 47.

— *Arch. int. de Physiol.*, 1912, XII, p. 96.

FREUND, Etudes cliniques et anatomo-pathologiques sur l'arythmie perpétuelle (*Deutche Arch. f. klin. Med.*, 1912, p. 1).

GALLAVARDIN et DUMAS, Arythmie perpétuelle et fibrillation auriculaire (*Lyon médical*, 7 et 14 juillet 1912).

GALLAVARDIN et CROIZIER, Tachycardie paroxystique en dôme (*Arch. des mal. du cœur*, 7 juillet 1912).

GALLAVARDIN, DUFFOURT et PETZETAKIS, *Arch. des maladies du cœur*, janvier 1914, p. 1.

GASKELL, *Journal of Physiology*, 1883, vol. IV, p. 43.

HEIDENHAIN (M.), Ueber die Structur des mensellichen Herzmuskels (*Anatomischer Anzeiger*, 1901, XX).

HEITZ et CLARAC, la Mort subite au cours de l'arythmie complète (*Arch. des mal. du cœur*, mars 1913).

HERING, Analyse de « pulsus irregullaris perpetuus » (*Progr. med. Woch.*, 1903, XXVIII, p. 377).

— Ueber die hanfige kombination von Kammer venenpulse mit « pulsus irregularis perpetuus » (*Deut. med. Woch.*, 1906, XXXII, p. 213).

— Ueber plötzlichen Tod durch Herz Kammerflimmern (*Münch. med. Woch.*, 11 et 15 novembre 1912).

HEWLETT (A.-W.), Fibrillation auriculaire coexistant avec des extrasystoles auriculaires (*Heart*, vol. II, p. 107).

HEWLETT et WILSON, Grosse fibrillation auriculaire chez l'homme (*Arch. of intern. Medecine*, 1915, p. 786).

HEITZ (J.), *Archives des maladies du cœur*, 1915, p. 371.

HIS, *Arbeiten ain der med. klin. zu Leipzig*, 1893.

IMCHANITZKY (M.), Quelles sont les voies que suit dans le cœur l'excitation motrice ? (*Arch. int. de Physiol.*, 1906-1907, vol. IV, p. 1).

JOLLY et RITCHIE, Auricular flutters and Fibrillations (*Heart*, 1911, vol. II, p. 177).

JOSUÉ et P. CHEVALLIER, Rétr. mitral tachy-arythmie heart-block ; effets de la digitale (*Soc. méd. des hôp. de Paris*, 1912).

JOSUÉ, Arythmie complète avec fibrillation auriculaire (*Soc. méd. des hôp. de Paris*, 24 mai 1912).

— Rétrécissement mitral avec crises de tachycardie paroxystique, fibrillation auriculaire et arythmie complète (*Soc. méd. des hôp. de Paris*, 8 mars 1912).

KRONECKER, Sur le ralentissement des pulsations du cœur en fibrillation (*Acad. des Sciences*, 6 mai 1907).

KRONECKER et SPALITTA, Conduction de l'inhibition à travers le cœur du chien (*Arch. int. de Physiol.*, 1904-1905, II, p. 223).

KRAUS and NIKOLAI, Uber das electrocardiogramm unter normalen und pathologischen Verhältnissen (*Berl. klin. Woch.*, 1907, XLIV, p. 765 et 811).

KNOLLE, Ueber die Virkung der Herzvagus bei Warmblütter (*Pfluggers Arch.*, 1897, p. 592).

LAUBRY et PARVU, Tachycardie paroxystique auriculaire (*Soc. méd. des hôp. de Paris*, 24 mai 1912, p. 676).

LECONTE, *Arch. des mal. du cœur*, 1911, p. 272.

LÉA, Auricular Fibrillation (*the Lancet*, 2 novembre 1912, p. 1215).

LEWIS, Auricular Fibrillation a common clinical condition (*Brit. med. Journ.*, 1909, II, 1528).

— Auricular Fibrillation (*the Lancet*, 1909, II, 1820).

— *The mecanisme of the heart beat*, 1911.

— Auricular Fibrillation and its relationship to clinical irregularity of the heart (*Heart*, 1909-10, I, p. 301).

— Bigeminie of the ventricle and auricular fibrillation (*Qart. Journ. med.*, 1909-10, III, p. 337).

— Die Pathologie der Vollständigen Unregelmässigheit der Herzens (*Verhandl. d. Deut. Path. Geselsch.*, 1910, XIV, p. 112).

LEWIS, Arythmie du cœur chez les chevaux et ses rapports avec la fibrillation auriculaire expérimentale des oreillettes et l'arythmie complète du cœur humain *(Heart*, 1912, vol. III).

LEWIS et MACK, Heart-block complet et fibrillation auriculaire quart *(Journ. of méd.*, mars 1910).

LEWIS et SCHLEITER, Relation de la tachycardie régulière d'origine auriculaire avec la fibrillation auriculaire *(Heart*, 1912).

LUDWIG et HOFFA, *Zeit. f. rat. Med.*, 1849, IX, 107.

MORAT, *C. R. Soc. de Biol.*, 1883, p. 518.

— Antagonisme *(Dict. de Physiol. de Richet)*.

— *Revue scientifique*, 1892.

MORAT et DOYON, *Traité de Physiologie.*

MORAT et PETZETAKIS, De l'excitation des pneumogastriques sur le rythme individuel et comparé des cavités cardiaques (Comm. à la Soc. méd. des hôp. de Lyon, séance du 16 juin 1914 ; *Lyon médical*, t. CXXII, 28 juin 1914, p. 1847).

MORAT et PETZETAKIS, Production de la fibrillation des oreillettes par voie nerveuse au moyen de l'excitation du pneumogastrique *(C. R. Soc. de Biol.*, 27 juin 1914, t. LXXVII, p. 222).

MORAT et PETZETAKIS, Fibrillation auriculaire et ventriculaire produite par voie nerveuse *(C. R. Soc. de Biol.*, séance du 18 juillet 1914, p. 375).

MACKENZIE, *the Study of the pulse*, 1902.

— The inception of the rythme of the heart by the ventricle, ar the cause of continuous irregularity of the heart *(Brit. Med. Journ.*, 1904, p. 529).

— *Diseases of the heart*, London, 1908.

PACHON et BUSQUET, Trémulations fibrillaires du cœur de cobaye sous l'influence du chloroforme *(C. R. Soc. de Biol.*, 16 janvier 1909, p. 90).

PARKINSON et MATHIAS, Tachycardie auriculaire et flutter avec variations phasiques dans le rythme auriculaire *(Heart*, vol. VI, 30 avril 1915, p. 27).

PHILIPPS, Trémulations fibrillaires des oreillettes et des ventricules du cœur de chien *(Arch. int. de Physiol.*, 1904-1905, p. 271 ; *Bull. de l'Acad. royale de Belgique*, 1903, p. 455).

PETZETAKIS, Sur une nouvelle épreuve dans le diagnostic des brachycardies, « l'épreuve de la compression oculaire » (*C. R. Soc. de Biol.*, 17 décembre 1913 ; *Presse médicale*, 23 février 1914).

— Production du block auriculo-ventriculaire par la compression oculaire (*Communic. Soc. méd. des hôp. de Paris*, 24 avril 1914, p. 739 ; *C. R. Soc. de Biol.*, 14 mars 1914, p. 408).

— Automatisme ventriculaire provoqué par la compression oculaire et l'atropine à l'état normal (*Soc. méd. des hôp. de Paris*, 24 avril 1914, p. 727).

— Réflexe oculo-respiratoire et réflexe oculo-vaso-moteur (*C. R. Soc. de Biol.*, 14 février 1914 ; *Soc. méd. des hôp. de Paris*, 1er mai 1914, p. 816).

— Block sino-auriculaire, auriculo-ventriculaire, extrasystoles et fibrillation auriculaire provoqués par la compression oculaire (*Arch. des mal. du cœur*, novembre 1916).

— Automatisme ventriculaire intermittent provoqué par la compression oculaire et l'atropine dans les bradycardies totales (*C. R. Soc. de Biol.*, 10 janvier 1914).

— Etude expérimentale sur les voies centrifuges du réflexe oculo-cardiaque (*C. R. Soc. de Biol.*, séance du 25 avril 1914, p. 657).

RIHL, Ueber das Verhalten der Venen pulses bei Flimmern der Vorhofe (*Zeit. f. exper. path.*, 1910).

ROTHEBERGER and WINTERBERG, Vorhof Flimmern und Arythmia perpetua (*Wien. klin. Woch.*, 1909, XXII, p. 839).

— Ueber das electro-cardiogramm bei Flimmern der Vorhöfe (*Arch. f. d. Ges. Phys.*, 1910, CXXXI, p. 387).

— Ueber beziehungen der Herznerven zur automatischen Reizerzeugung etcr. (*Arch. f. Physiol. von Pflügger*, 1911, p. 343).

— Sur la pathogénie de l'arythmie par fibrillation (*Wien. klin. Woch.*, 1914, p. 651).

SAVINI, Etude sur la tachycardie paroxystique (*Arch. des mal. du cœur*, 1912, p. 589).

SCHWARZMANN, Un cas de block cardiaque avec fibrillation par accès des oreillettes (*Roussky Vratch.*, 1915, p. 26).

VAQUEZ, *les Arythmies*, Paris, édit. Baillière.
— Pronostic et traitement des arythmies *(Arch. des mal. du cœur*, janvier 1911, p. 3).

WENCKEBACH, Sur l'arythmie complète et permanente *(Congrès int. de Budapest*, août 1909).
WINTERBERG, Studieren uber Herz Flimmern *(Pflüggers Arch.*, 1908, p. 361).
WILIAM (Mac), On the phenomena of inhibition in the mamilian heart *(Journ. of Physiol.*, 1888, p. 345).
WHITE (P.-D.), Fibrillation auriculaire et heart-block complet *(Boston Med. and surg. Journ.*, 16 septembre 1915, p. 431).
— Rythme atrio-ventriculaire succédant à la tachycardie auriculaire *(Arch. of int. Med.*, octobre 1915, p. 517).

TABLE DES MATIÈRES

Lyon. — Imprimerie A. Rey, 4, rue Gentil. — 72219

www.ingramcontent.com/pod-product-compliance
Ingram Content Group UK Ltd.
Pitfield, Milton Keynes, MK11 3LW, UK
UKHW020331230726
13925UKWH00002B/739

9 782014 06183